Emergency & Critical Care Pocket Guide

ACLS Version

Eighth Edition　　Paula Derr　Mike McEvoy　Jon Tardiff

急危重症救护手册

（第8版）

保拉·德尔

编　著　〔美〕麦克·麦克沃伊

乔恩·塔的夫

主　译　　李冬梅　冯艳梅　陈兰兰

U0339965

天津出版传媒集团

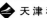天津科技翻译出版有限公司

著作权合同登记号：图字:02-2018-72

图书在版编目(CIP)数据

急危重症救护手册／（美）保拉·德尔
(Paula Derr)，（美）麦克·麦克沃伊（Mike McEvoy），
（美）乔恩·塔的夫（Jon Tardiff）编著；李冬梅，冯
艳梅，陈兰兰主译. — 天津:天津科技翻译出版有限公司，
2019.4
　　书名原文：Emergency & Critical Care：Pocket
Guide
　　ISBN 978-7-5433-3890-6

　　Ⅰ．①急… Ⅱ．①保… ②麦… ③乔… ④李… ⑤冯
… ⑥陈… Ⅲ．①急性病-急救-手册②险症-急救-手
册③急性病-护理-手册④险症-护理-手册 Ⅳ．
①R459.7-62 ②R472.2-62

中国版本图书馆CIP数据核字(2018)第239242号

ORIGINAL ENGLISH LANGUAGE EDITION PUBLISHED BY
Jones & Bartlett Learning, LLC
5 Wall Street
Burlington, MA 01803 USA
Emergency & Critical Care Pocket Guide, Paula Derr, Mike McEvoy,
Jon Tandiff, ⓒ 2014 JONES & BARTLETT LEARNING, LLC. ALL
RIGHTS RESERVED.

中文简体字版权属天津科技翻译出版有限公司。

授权单位：Jones & Bartlett Learning, LLC.
出　　版：天津科技翻译出版有限公司
出 版 人：刘 庆
地　　址：天津市南开区白堤路244号
邮政编码：300192
电　　话：(022)87894896
传　　真：(022)87895650
网　　址：www.tsttpc.com
印　　刷：高教社(天津)印务有限公司
发　　行：全国新华书店
版本记录：787×1092　32开本　8.75印张　240千字
　　　　　　2019年4月第1版　2019年4月第1次印刷
　　　　　　定价:68.00元
（如发现印装问题，可与出版社调换）

译者名单

主　审　马玉芬（北京协和医院）

　　　　王　军（首都医科大学宣武医院宣武医院）

主　译　李冬梅（解放军总医院第三医学中心）

　　　　冯艳梅（解放军总医院第三医学中心）

　　　　陈兰兰（解放军总医院第三医学中心）

译　者（按姓氏汉语拼音排序）

　　　　董艳芬　（解放军总医院第一医学中心）

　　　　高　歌　（解放军总医院第三医学中心）

　　　　李　蓉　（解放军总医院第三医学中心）

　　　　刘丽君　（外交部门诊部）

　　　　罗　敏　（解放军总医院第三医学中心）

　　　　任艳军　（解放军总医院第三医学中心）

　　　　吴婷婷　（解放军总医院第三医学中心）

　　　　闫金慧　（解放军总医院第三医学中心）

　　　　杨玉凤　（解放军总医院第三医学中心）

　　　　张向兰　（解放军总医院第三医学中心）

主译简介

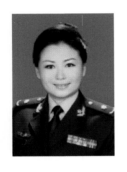

李冬梅 现任中国人民武装警察部队总医院神经血管外科与神经介入中心护士长,中国研究型医院学会脑血管病学专业委员会委员,中国研究型医院学会心肺复苏学专业委员会委员,中国研究型医院学会护理分会理事,《中华现代护理杂志》审稿专家。主要从事护理管理、护理服务、脑血管病护理的研究与创新。率先翻译国内卒中临床护理指南《脑卒中临床护理实践手册》《重症临床护理实践手册》两本译著,主编《神经护理实践手册》《临床常见疾病综合护理》,副主编《临床护理基础学精要》。在研科研课题 4 项,申请国家发明专利 1 项、实用新型专利 8 项,荣获全军科技进步二等奖 1 项、武警部队医疗成果三等奖 3 项,荣立个人三等功。近年来发表 SCI 论文 1 篇,核心论文 30 余篇。曾受邀赴加拿大魁北克省蒙特利尔市参加国际伤口造口和失禁护理学会 TM(WOCN®)与加拿大肠造口治疗协会(CAET)联合举办的主题为"跨越国界,突破界限"的国际会议,并进行壁报学术交流。

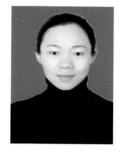

冯艳梅 主管护师，兰州大学护理学学士，北京外国语大学英语学学士，现就任于中国人民武装警察部队总医院神经介入中心。曾赴新加坡亚历山大医院工作和学习。其主要从事临床护理工作和教学工作，并多次代表医院参加国际护理大会，担任翻译工作。参译国内卒中临床护理指南《脑卒中临床护理实践手册》。

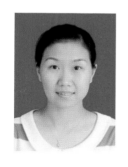

陈兰兰 现任中国人民武装警察部队总医院神经血管外科的主管护师，静脉治疗专科护士，主要从事神经外科护理及静脉治疗的相关研究。核心期刊发表论文 5 篇，参与译著 1 部，编著 3 部。在研科研课题 4 项，申请国家实用新型专利 3 项，荣获武警部队医疗成果三等奖 1 项。曾多次被评为优秀护士及技术标兵等荣誉称号。

中文版序言

　　急救护理学是研究各类急性病、急性创伤、慢性疾病急性发作及危重病患者的抢救与护理的一门学科。急救护理学始于南丁格尔时代。1854—1856 年，英、俄、土耳其在克里米亚交战时期，南丁格尔率领 38 名护士前往前线医院救护，使死亡率从 42% 明显下降到 2% 左右。说明有效地抢救及急救护理技术对伤病员的救护成功率是非常重要的。可以说，急救护理学确立了急救护理实践的角色、行为和过程，奠定了其是护理学科中的一个重要专业的地位。

　　《急危重症救护手册》是由美国著名护理专家 Paula Derr 等编著的一本关于急救护理的专著。本书从高级生命支持、气管管理、脑卒中、儿科学、创伤、中毒及解药、常规生化值等急救所涉及的诸多方面，将急救知识进行了详细的阐述。值得一提的是，这本书的中文译本基本反映了原作者的意图，全书语言精练、图文并茂、急救知识框架完整，非常适合临床医护人员参考阅读，希望本书的出版能给急救工作者带来帮助。

目 录

第1章 高级生命支持(ACLS)

■ 心肺复苏(CPR):成人、儿童或婴儿

1.判断患者有无反应(没有呼吸,或只有喘气)。

2.请求帮助——立即呼叫其他医务人员取除颤器或自动体外除颤器。

3.检查心跳/呼吸,时间<10秒(如脉搏存在,给予人工呼吸每5~6秒1次;检查脉搏,每2分钟1次)。

如果脉搏消失

4.将患者仰卧平放在硬板床或硬平地上。

5.开始胸外按压,30:2,快速、用力按压(100~120次/分钟),使胸部充分回弹——减少中断。

6.开放气管:仰头抬颏法,人工呼吸2次(避免过度通气)。

7.连接除颤仪。

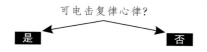

可电击复律心律?

是 ← → 否

是	否
8.除颤一次。	8.立即再次行心肺复苏2分钟。
9.立即再次行心肺复苏2分钟。	9.开始实施高级生命支持。
10.检查脉搏。	10.检查脉搏,每2分钟1次。

1

如果出现电击复律心律

11.除颤 1 次;继续实施心肺复苏。

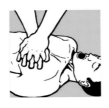 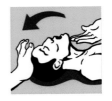

按压部位:胸骨下段　　　　　开放气管:仰头抬颏法

心肺复苏	比率	频率	深度	检查动脉搏动
			[英寸(1 英寸=2.54 厘米)]	
成人:1 人	30:2	100~120	2~2.4	颈动脉
成人:1 人	30:2	100~120	2~2.4	颈动脉
儿童:1 人	30:2	100~120	2	颈动脉
儿童:2 人	15:2	100~120	2	颈动脉
婴儿:1 人	30:2	100~120	1.5	肱动脉,股动脉
婴儿:2 人	15:2	100~120	1.5	肱动脉,股动脉
新生儿:2 人	3:1	100~120	1.5	肱动脉,股动脉

成人:一旦放置高级气管,需每分钟通气 10 次。

■ 心搏骤停节律

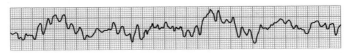

粗波型室颤

呈现混乱、不规则的电活动。治疗:电除颤

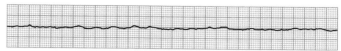

细波型室颤
呈现低振幅、不规则的电活动。治疗:电除颤

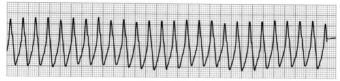

室性心动过速
呈现快速且宽大的电活动。治疗:如果脉搏消失,实施电除颤

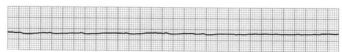

心脏停搏
呈现电活动消失。治疗:实施心肺复苏

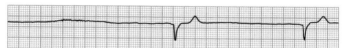

无脉搏性电活动(PEA)
心电图节律矫整,但无脉搏。治疗:实施心肺复苏

其他常见心电图节律

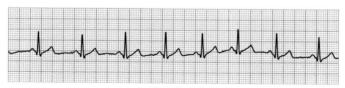

正常窦性心律
呈现规则的 PQRST 周期

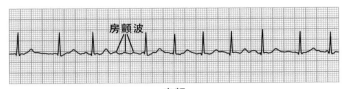

房颤
呈现不规则的心跳频率和房颤波

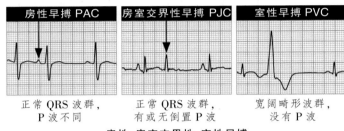

房性早搏 PAC	房室交界性早搏 PJC	室性早搏 PVC
正常 QRS 波群，P 波不同	正常 QRS 波群，有或无倒置 P 波	宽阔畸形波群，没有 P 波

房性、房室交界性、室性早搏

其他常见心电图节律

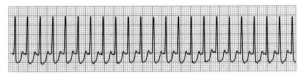

室上性心动过速（SVT）
呈现快速且狭窄波群

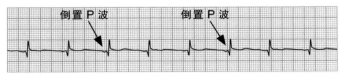

交界性心律
正常 QRS 波群，有或无倒置 P 波

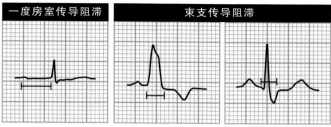

PR 间期延长 >0.2s　　　　宽 QRS 波群 >0.12s

二度 I 型房室传导阻滞 (文氏或莫氏 I 型)
P-R 间期延长, 导致 QRS 波群脱漏

其他常见心电图节律

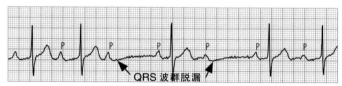

二度 II 型房室传导阻滞 (莫氏 II 型)
PR 间期没有延长, 但是 QRS 波群脱漏

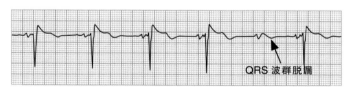

三度房室传导阻滞 (完全性房室传导阻滞)
P 波与 QRS 波群分离

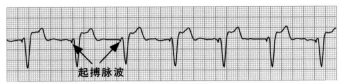

起搏脉波

电子心脏起搏器
每个 QRS 波群前都可见起搏器发射的脉冲

■ 心电图基本讲解

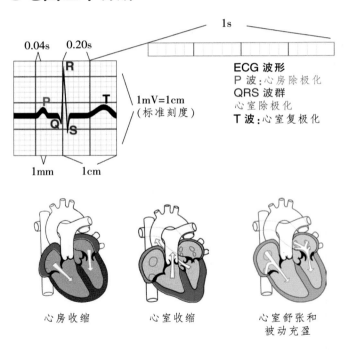

ECG 波形
P 波:心房除极化
QRS 波群
心室除极化
T 波:心室复极化

心房收缩 心室收缩 心室舒张和
被动充盈

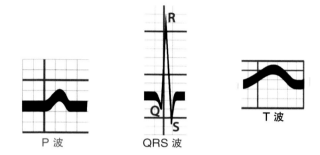

P 波　　QRS 波　　T 波

3 导联和 MCL₁ 导联的电极位置

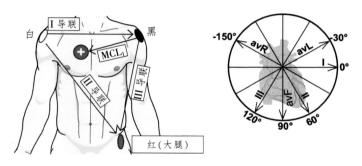

12 导联电极连接位置

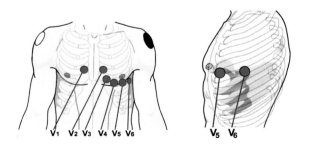

V1:	胸骨右缘第 4 肋间
V2:	胸骨左缘第 4 肋间
V3:	V2 与 V4 连线的中点
V4:	左锁骨中线与第 5 肋间交点处
V5:	左腋前线与 V4 同一水平
V6:	左腋中线与 V4 同一水平
MCL1:	红色导联在 V1,黑色导联在左肩——监测Ⅲ导联
MCL6:	红色导联在 V6,白色导联在右肩——监测Ⅱ导联
MC4R:	红色导联在第 5 肋间隙右锁骨中线,黑色导联在左肩——监测Ⅲ导联

■ 高级生命支持(ACLS)实施法则

注:并非所有患者均适合上述所阐释的急救方法。高级生命支持实施法则需要医护人员评估患者,根据患者情况实施心肺复苏,并在每一次处理后进行评估。高级生命支持实施法则并不排除其他根据患者病情所采纳的抢救措施。

治疗患者,而不要用心电图。

■ **心脏停搏**

呼叫请求帮助,开始实施胸外心脏按压(30:2,以 100~120 次/分钟的频率,快速、用力按压,减少中断),吸氧,连接心电图。

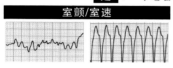

是 ← 可电击复律心律 → 否

| 室颤/室速 | 心脏停搏/无脉性电活动 |

双向波除颤 120~200J
(或单相波除颤 360J,或自动体外除颤)

立即继续实施 CPR 2 次。建立静脉通道,开始 IV/IO

室颤/室速?

除颤
继续实施心肺复苏 2 个循环
肾上腺素,1mg　IV/IO
每 3~5 分钟重复给药一次
考虑建立高级气管
(气管插管、声门气管)
每分钟通气 10 次,并连续胸外按压
使用二氧化碳波形图:
如果 $PETCO_2$<10,尝试提高心肺复苏质量

室颤/室速?
除颤
继续实施心肺复苏 2 个循环
胺碘酮,300mg　IV/IO(或 150mg,5 分钟内重复)
考虑可逆性原因

如果自主循环恢复(脉搏,血压,$PETCO_2$≥40mmHg[*]),
详见下一页,自主循环恢复

立即继续实施胸外心脏按压 2 分钟,建立静脉通道,IV/IO
肾上腺素,1mg　IV/IO,每 3~5 分钟重复给药 1 次,考虑建立高级气管(气管插管、声门气管)每分钟通气 10 次并连续按压
使用二氧化碳波形图:
如果 $PETCO_2$<10,尝试提高心肺复苏质量

心脏停搏/无脉性电活动
继续实施心肺复苏 2 分钟
考虑可逆性原因

如果自主循环恢复(脉搏,血压,$PETCO_2$≥40mmHg),
详见下一页,自主循环恢复

可逆性原因

■ 低氧血症
■ 低血容量
■ 酸中毒
■ 高钾血症、低钾血症
■ 低体温症
■ 冠状动脉血栓
■ 肺动脉血栓
■ 心脏压塞
■ 张力性气胸
■ 中毒

---

[*] 1mmHg=0.133kPa

■ 自主循环恢复:综合性心脏骤停后的治疗

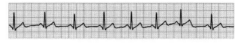

优化通气/给氧
(从每分钟 10 次开始,但不能过度通气)
目标:PETCO₂ 35~40mmHg
用最小的吸入气中的氧浓度分数保持 SaO₂≥94%
考虑使用二氧化碳波形图
↓
保持血压≥90mmHg(或平均动脉压≥65mmHg)
快速静滴补液:1~2L 的生理盐水/乳酸钠林格

考虑使用血管加压药
肾上腺素:0.1~0.5μg/(kg·min)
多巴胺:5~10μg/(kg·min)
去甲肾上腺素:0.1~0.5μg/(kg·min)

考虑可逆性原因
监测 ECG,遵医嘱做 12 导联心电图
(如果不是,考虑目标温度管理)
↓
ST 段抬高型心肌梗死或高度怀疑急性心肌梗死

冠脉重建(经皮介入冠脉治疗术 PCI)
高级病危护理

可逆性原因

■ 低氧血症	■ 心脏压塞
■ 酸中毒	■ 高钾血症、低钾血症
■ 低血容量	■ 低体温症
■ 中毒	■ 肺动脉血栓
■ 冠状动脉血栓	■ 张力性气胸

■ 心动过速

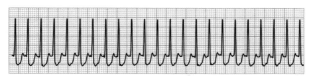

考虑并治疗可逆性原因

评估 C-A-B，保证气管安全,给氧,建立静脉通道,IV/IO,
检查血压,应用血氧检测仪,连接 12 导联心电图

患者不稳定	患者稳定
心动过速引发的严重症状和体征：心率≥150 次/分钟,缺血性胸痛、呼吸困难、意识水平、血压、休克、心衰	详见下页

> 〽 **立即实施同步电复律**
> 对于狭窄 QRS 波群的患者,可考虑腺苷酸 6mg,快速静脉推注(生理盐水冲管,根据需要再次静脉推注12mg);仍要考虑镇静,但不可延迟心脏电复律
> **首次计量**(如果不成功,使用阶梯式的方式增加剂量)
> **狭窄而规则的 QRS 波群**:50~100J
> **狭窄而不规则的 QRS 波群**：双相 120~200J （或单相200J）
> **宽而规则的 QRS 波群**:100J
> **宽而不规律的 QRS 波群**:双相 120~200J,除颤（或单相360J）

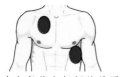

同步电复律电极板的放置

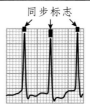

同步标志

电流与 R 波同步

患者稳定,宽大的 QRS 波群 (≥0.12s)

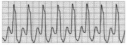

- 12 导联心电图
- 建立静脉通道
- 考虑使用腺苷酸 6mg,快速静脉推注(对于规律且单一的节律),生理盐水冲管,也可再次静脉推注 12mg
- 考虑使用抗心律失常药

普鲁卡因胺,20~50mg/min 静脉注射,直到节律反转,QRS 波变宽 50%,低血压,或最大剂量为 17mg/kg。如果心力衰竭或 QT 间期延长,则避免使用。1~4mg/min 静滴

或者

胺碘酮,150mg 静脉注射,超过 10 分钟。或重复给药(最大剂量:2.2g/24h IV)静滴 1mg/min,或索他洛尔,1.5mg/kg IV,时间>5 分钟。如果 QT 间隙延长,则避免使用

- 咨询专家

可逆性原因

- 低氧血症
- 酸中毒
- 低血容量
- 中毒
- 冠状动脉血栓
- 心脏压塞
- 高钾血症、低钾血症
- 低体温症
- 肺动脉栓塞
- 张力性气胸

狭窄的 QRS 波

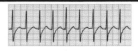

- 12 导联心电图
- 建立静脉通道
- 迷走神经刺激法+
- 腺苷酸,6mg,快速静脉推注(对于常规节律患者),生理盐水冲管,根据病情 12mg 重复快速静脉推注

- 钙离子阻滞剂(选择其一):
  维拉帕米,2.5~5mg IV,时间>2~3 分钟。也可再次推注 5~10mg。最大量为 30mg
  地尔硫䓬,0.25mg/kg IV,时间>2 分钟。可再次推注 0.35mg/kg

或者

- β 受体阻滞剂(选择其一)
  美托洛尔,5mg IV,时间>5 分钟,可重复给药。最大剂量为 15mg
  阿替洛尔,5mg 静脉推注,时间>5 分钟,可重复给药 1 次
  普萘洛尔,1~3mg 缓慢静脉推注,时间>2~5 分钟
  艾司洛尔,250~500μg/kg,静脉推注 1 分钟

- 咨询专家

+颈动脉杂音的患者禁忌做颈动脉窦按摩。缺血性心脏疾病避免使用冰袋冷敷面部。

■ 宽 QRS 波群心动过速

室性心动过速（VT）与室上性心动过速（SVT）伴差异性传导

室性心动过速的心电图提示意义

- 融合波：诊断意义
- 夺获性搏动：诊断意义
- 极度的电轴右偏（−90°~180°）
- QRS>0.14 秒
- QRS V1~V6 全部正向或全部负向
- V1 导联中左兔耳>右兔耳
- 在 V1 导联中，可见宽大的初始 R 波
- AV 间期分离（独立的 P 波）
- 在 V1 导联中，可见小的 R 波或 QS 波
- 病史：心肌梗死，左心室肥大，冠状动脉疾病，心肌病

室上性心动过速的心电图提示信号

- 不规则节律：考虑为房颤
- 相关 P 波：考虑为伴发室上性心动过速

如果存在疑惑，则以治疗室性心动过速的方法进行治疗

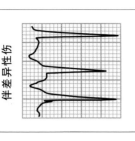

VT

V₁

考虑使用利多卡因或胺碘酮

V₁

V₆
MCL₆

伴差异性传导

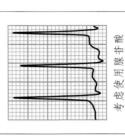

考虑使用腺苷酸

■ 心动过缓

心率<50 次/分钟,伴随严重的症状/体征:休克、低血压、意识改变、缺血性胸痛、急性心衰。

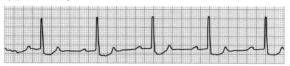

评估 C-A-B,保持呼吸道通常,吸氧,根据情况辅助呼吸。连接 12 导联心电图,血压袖带,血氧检测计;建立静脉通道。考虑并治疗可逆性原因

↓

每 3~5 分钟给予阿托品,0.5mg IV/IO,最大剂量为 3mg(建立静脉通道的同时,不可延迟起搏器的植入,也不可等待阿托品起效后,再植入)

如果无效果

↓

植入经皮起搏器(验证夺获和灌注;根据需要使用镇静剂)或:

多巴胺,2~20μg/(kg·min)或

肾上腺素,2~10μg/min

↓

咨询专家;准备植入经皮起搏器

↓

心脏停搏——参照 ACLS 部分,心脏停搏运算法则

可逆性原因	
■ 低氧血症 ■ 酸中毒 ■ 低血容量 ■ 中毒 ■ 冠状动脉血栓 ■ 心脏压塞 ■ 高钾血症、低钾血症 ■ 低体温症 ■ 肺动脉栓塞 ■ 张力性气胸	阿托品可能对移植心脏、莫氏(Ⅱ型)房室传导阻滞,或伴随室性异搏心率的Ⅲ度房室传导阻滞等不敏感。 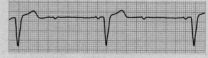 ——开始植入经皮起搏器和(或)静脉给予儿茶酚胺

无症状性心动过缓?

怀疑Ⅱ型(莫氏)二度或三度房室传导阻滞?

↓

观察

哮喘性心脏骤停

使用标准的高级生命支持指南

快速诱导插管

↓

为减少肺部过度膨胀、低血压、张力性气胸的危险,操作时,应注意:
■ 以缓慢的呼吸频率进行通气
■ 低潮气量(6~8mL/kg)
■ 较短的吸气时间(80~100mL/min)
■ 较长的呼气时间(吸/呼 1:4 或 1:5)

↓

继续通过气管插管给予吸入性 β₂ 受体激动剂(沙丁胺醇)
评估张力性气胸

↓

咨询专家

↓

如果患者病情加重,可考虑暂时移除气囊活瓣面罩。呼气时,按压胸壁,以此减轻空气滞留

↓

可逆性原因
■ 气管插管移位　　　　■ 设备故障
■ 管道阻塞　　　　　　■ 评估自动呼气末正压(PEEP)
■ 气胸

经皮冠状动脉介入治疗引发的心跳骤停

■ 考虑使用机械心肺复苏。
■ 考虑实施急诊心肺转流。
■ 考虑采用自我心肺复苏术。
■ 考虑冠脉内使用维拉帕米来治疗缺血再灌注引起的室颤。

■ 心脏压塞引发的心跳骤停

■ 考虑急诊行心包开窗术。
■ 考虑急诊行开胸术。

■ 溺水引发的心跳骤停

■ 尽早进行人工呼吸。
■ 按照通畅气管–人工呼吸–循环(A–B–C)的顺序进行心肺复苏(气管和呼吸优先考虑)。
■ 考虑呕吐的可能(准备负压吸引装置)。
■ 连接自动体外除颤仪器(用毛巾擦干胸部)。
■ 检查是否低体温。
■ 使用标准的基本生命支持和高级心血管生命支持。

■ 触电引发的心跳骤停

呼吸停止较常见。
■ 现场是否安全。
■ 分流患者,先抢救呼吸和心跳停止的患者。
■ 开始实施心肺复苏。
■ 连接体外自动除颤器。
■ 去除烧焦的衣物。
■ 检查有无外伤。
■ 留置大号留置针以快速补液。
■ 对于呼吸道烧伤患者应考虑气管插管。
■ 使用标准的生命支持和高级心血管生命支持。

电解质紊乱引发的心跳骤停

高钾血症

QRS 增宽,T 波高尖,
室性心律失常

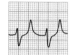 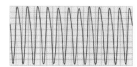

VT

10%氯化钙,500~1000mg IV/IO (5~10mL),用时 2~5 分钟 (或
10%葡萄糖酸钙,15~30mL,用时 2~5 分钟)
碳酸氢钠,50mEq IV/IO,用时 5 分钟(15 分钟内可重复给药)
葡萄糖,25g(50%葡萄糖 50mL)IV/IO,短效胰岛素
10Units IV/IO,用时 15~30 分钟
沙丁胺醇,10~20mg,吸入,用时 15 分钟
呋塞米,40~80mg IV/IO

低钾血症
实施标准的基础生命支持
和高级心血管生命支持

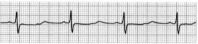

QT 间期延长,T 波低平,出现 U 波

高镁血症
停止镁输入
考虑使用 10%氯化钙,500~1000mg IV/IO(5~10mL),时间>2~5 分
钟(或 10%葡萄糖酸钙,15~30mL,时间>2~5 分钟)

低镁血症
硫酸镁,1~2g IV/IO

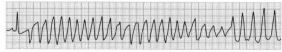

多形性室速(尖端扭转型室速)

■ 肺栓塞引发的心搏骤停

肺栓塞心搏骤停很常见。

- 实施标准的基础生命支持和高级心血管生命支持。
- 行急诊超声心动图。
- 对于考虑肺栓塞的患者给予溶纤维蛋白药。
- 咨询专家。
- 考虑使用经皮机械性血栓切除术或外科切开取栓术。

■ 外伤引发的心搏骤停

考虑可逆性原因。

- 固定颈椎。
- 使用托颌法打开气管。
- 直接按压出血部位以止血。
- 实施标准的心肺复苏和除颤。
- 如果模拟袋阀面罩通气不足,使用高级气管(如果不能通气,行环甲软骨切开术)。
- 对于低血容量的患者给予静脉补液。
- 考虑复苏开胸术。

可逆性原因		
■ 低氧血症	■ 冠状动脉栓塞	■ 肺栓塞
■ 酸中毒	■ 心脏压塞	■ 张力性气胸
■ 低血容量	■ 高钾血症、低钾血症	
■ 中毒	■ 低体温症	

心震荡:胸前部的打击引发室颤。

- 立即实施心肺复苏、除颤。
- 实施基本生命支持和高级心血管生命支持。

■ 低体温症

■ 脱掉湿衣服,降低热量散失(加盖毛毯和绝缘设备)。
■ 保持患者平卧位。
■ 搬动患者时,动作轻柔,避免碰撞。
■ 检测核心体温和心脏节律。
■ 治疗引起低体温的根本原因(药物过量、乙醇、外伤等),同时实施复苏。
■ 检查患者反应、呼吸和脉搏。

有脉搏/呼吸	无脉搏/呼吸
34℃~36℃(93°F~97°F) (轻度低温) 被动复温	开始实施心肺复苏,通气 对室颤、室速进行除颤 双相:120~200J,或单相:360J 立即继续实施心肺复苏 (对于室颤、室速患者应继续 实施进一步除颤) 详见 ACLS 部分,心搏骤停法则 气管插管,加温、加湿,给氧 (42℃~46℃) 建立静脉通道,给予温生理盐水(43℃) 考虑使用血管升压素:肾上腺素,1mg 静注,每 3~5 分钟
30℃~34℃(86°F~93°F) (亚低温) 主动外部复温 充气式复温	
<30℃(<86°F) (重度低温) 心肺转流术,温水灌洗胸腔,局部体外血液循环复温法	继续实施心肺复苏,将患者转运至急诊,如果有条件,开始实施核心复温。继续实施复苏,直到患者体温恢复
辅助复温法 ■ 液体加温 ■ 加热,加湿氧气(42℃~46℃) ■ 腹腔灌洗 ■ 体外复温 ■ 食管复温 ■ 血管内复温	自主循环恢复之后,恢复患者体温至 32℃~34℃(90°F~93°F),或正常体温

■ ST 段抬高型心肌梗死纤溶方案

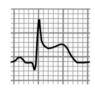

"时间就是心肌。"

"出门至用药"时间应<30 分钟

- 症状/体征:胸痛>15 分钟,但是<12 小时。
- 立即行 12 导联心电图(必会显示 ST 段抬高或新的左束支传导阻滞)。
- 心电图及其他表现与心肌梗死一致。
- 给氧、硝酸甘油、吗啡、阿司匹林(如没有禁忌证)。
- 开通 2 组静脉通道(但不可延误转送)。
- 血压:右臂/左臂。
- 完整的纤溶检查表(所有均为"否定")
  - 收缩压>180~200mmHg。
  - 舒张压>100~110mmHg。
  - 右侧与左侧上肢压差>15mmHg。
  - 卒中>3 小时或<3 个月。
  - 中枢神经系统疾病病史。
  - 3 周内有头/面部外伤。
  - 重大创伤。
  - 胃肠道/泌尿道出血,或 4 周内手术。
  - 服用血液稀释剂,出血/凝血障碍。
  - 怀孕。
  - 颅内出血病史。
  - 晚期癌症,严重肝/肾疾病。

高危风险形态/转运适应证

如果满足以下任何条件,需考虑转运患者至具备做血管造影和血管重建的医院

- ☐ 心率≥100 次/分钟,且收缩压≤100mmHg ☐ 实施心肺复苏
- ☐ 肺水肿(湿啰音) ☐ 纤维蛋白溶解禁忌证
- ☐ 休克体征

如果没有禁忌证且急性心肌梗死患者的血清葡萄糖已确认

- 给予纤溶治疗,也需考虑抗凝治疗和标准的急性冠脉综合征,治疗策略。再灌注指征包括:疼痛缓解,ST 段正常,再灌注性心律失常,传导阻滞的解决,早期心脏标志物达到峰值。

■ 急性冠脉综合征

1.症状和体征提示缺血或梗死。

2.紧急医疗服务评估。

■ 监测、评估 ABC,准备实施心肺复苏/除颤。

■ 给予阿司匹林咀嚼片 160~325mg。

■ 硝酸甘油 0.5mg 舌下含服,每 5 分钟重复给药 1 次。

■ 如果氧浓度<90%,给予氧气吸入,滴定法监测效果。

■ 如果 12 导联心电图提示 ST 段抬高,通知医院并转运患者(警惕 ST 段抬高型心肌梗死)。标注发病时间和第一次就诊时间。

■ 根据病情给予吗啡。

↓

3.急诊评估与治疗同时进行,时间<10 分钟。

■ 监测生命体征、血氧饱和度。

■ 建立静脉通道。

■ 给予阿司匹林、硝酸甘油,滴定法检测氧含量,吗啡(必要时)。

■ 简洁、有目的性询问病史和身体检查情况,纤溶检查表,核对禁忌证。

■ 获取心脏早期标志物、电解质、化验单。

■ 便携式胸部 X 线片(<30 分钟)。

↓

4.心电图解读

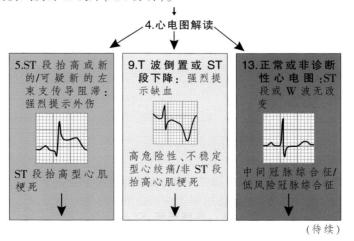

5.ST 段抬高或新的/可疑新的左束支传导阻滞:强烈提示外伤	9.T 波倒置或 ST 段下降:强烈提示缺血	13.正常或非诊断性心电图:ST 段或 W 波无改变
ST 段抬高型心肌梗死	高危险性、不稳定型心绞痛/非 ST 段抬高心肌梗死	中间冠脉综合征/低风险冠脉综合征

(待续)

（续表）

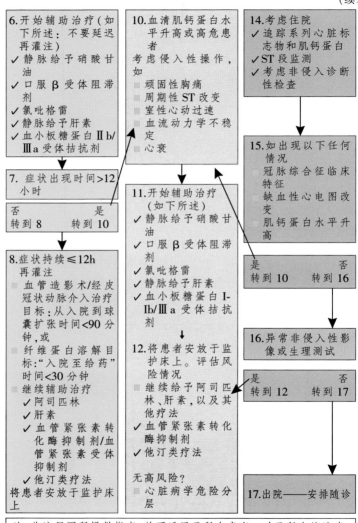

6.开始辅助治疗（如
　下所述：不要延迟
　再灌注）
✓ 静脉给予硝酸甘
　油
✓ 口服 β 受体阻滞
　剂
✓ 氯吡格雷
✓ 静脉给予肝素
✓ 血小板糖蛋白 Ⅱ b/
　Ⅲ a 受体拮抗剂

7. 症状出现时间 >12
　小时

否　　　　　是
转到 8　　转到 10

8.症状持续 ≤12h
　再灌注
▇ 血管造影术/经皮
　冠状动脉介入治疗
　目标：从入院到球
　囊扩张时间 <90 分
　钟，或
▇ 纤维蛋白溶解目
　标："入院至给药"
　时间 <30 分钟
　继续辅助治疗
✓ 阿司匹林
✓ 肝素
▇ 血管紧张素转
　化酶抑制剂/血
　管紧张素受体
　抑制剂
✓ 他汀类疗法
将患者安放于监护床
上

10.血清肌钙蛋白水
　平升高或高危患
　者
考虑侵入性操作，
如
▇ 顽固性胸痛
▇ 周期性 ST 改变
▇ 室性心动过速
▇ 血流动力学不稳
　定
▇ 心衰

11.开始辅助治疗
　（如下所述）
✓ 静脉给予硝酸甘
　油
✓ 口服 β 受体阻滞
　剂
✓ 氯吡格雷
✓ 静脉给予肝素
✓ 血小板糖蛋白 I-
　Ib/Ⅲ a 受体拮抗
　剂

12.将患者安放于监
　护床上。评估风
　险情况
▇ 继续给予阿司匹
　林、肝素，以及其
　他疗法
▇ 血管紧张素转化
　酶抑制剂
✓ 他汀类疗法

无高风险？
▇ 心脏病学危险分
　层

14.考虑住院
✓ 追踪系列心脏标
　志物和肌钙蛋白
✓ ST 段监测
✓ 考虑非侵入诊断
　性检查

15.如出现以下任何
　情况
▇ 冠脉综合征临床
　特征
▇ 缺血性心电图改
　变
▇ 肌钙蛋白水平升
　高

是　　　　　否
转到 10　转到 16

16.异常非侵入性影
　像或生理测试

是　　　　　否
转到 12　转到 17

17.出院——安排随诊

注:此流程图所提供指南，并不适用于所有患者。对于所有的治疗，
应仔细考虑相应症状适应证和禁忌证的存在

■ 12 导联心电图快速解读

1. 识别心电图节律。

2. 如果是室上性(窦性心律、心房颤动、房性心动过速、心房扑动):排除左束支传导阻滞 (QRS>0.12s，导联 I / V5 / V6 的 R–R'间期>0.12s)。左束支传导阻滞和急性心肌梗死、急性冠脉综合征容易混淆(除非是新发的左束支传导阻滞)。

左束支传导阻滞
I、V_5、V_6

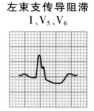

3. 如果没有左束支传导阻滞,检查有关:

   ■ ST 段升高,或

   ■ ST 段压低伴随 T 波倒置,或

   ■ 病理性 Q 波。

ST 段升高	**T 波倒置**	**深而宽的 QS**
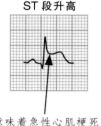	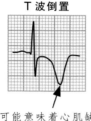	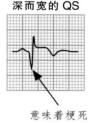
意味着急性心肌梗死	可能意味着心肌缺血或即将发生心肌缺血	意味着梗死

4. 排除其他混淆:预激综合征(酷似梗死、束支传导阻滞)、心包炎(酷似心肌梗死)、地高辛(ST 压低)、左心室肥大(STs 压低,T 波倒置)。

5. 鉴别梗死位置并考虑适当的治疗[MONA——吗啡、氧气、硝酸甘油、抗血小板药;经皮冠状动脉介入治疗(PCI)(或纤维蛋白溶解),给予硝酸盐、肝素、糖蛋白 IIb/IIIa 抑制剂、β 受体阻滞剂、抗心律失常药等]。

正常的 12 导联心电图

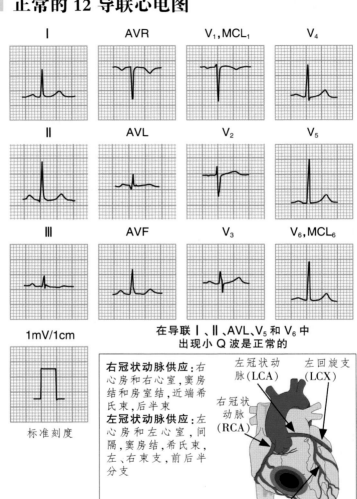

I	AVR	V₁,MCL₁	V₄
II	AVL	V₂	V₅
III	AVF	V₃	V₆,MCL₆

1mV/1cm

标准刻度

在导联 I、II、AVL、V₅ 和 V₆ 中出现小 Q 波是正常的

右冠状动脉供应:右心房和右心室,窦房结和房室结,近端希氏束,后半束

左冠状动脉供应:左心房和左心室,间隔,窦房结,希氏束,左、右束支,前后半分支

左冠状动脉（LCA）

左回旋支（LCX）

右冠状动脉（RCA）

左前降支（LAD）

■ 心肌梗死 ECG

如果初始心电图信号没有提示急性心肌梗死，需连续做心电图。

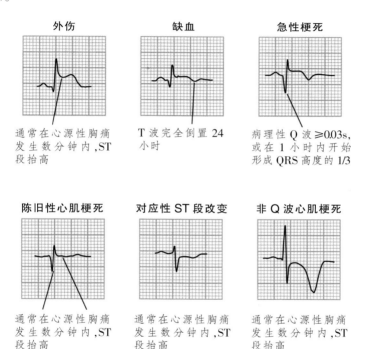

外伤

通常在心源性胸痛发生数分钟内,ST段抬高

缺血

T 波完全倒置 24 小时

急性梗死

病理性 Q 波≥0.03s,或在 1 小时内开始形成 QRS 高度的 1/3

陈旧性心肌梗死

通常在心源性胸痛发生数分钟内,ST段抬高

对应性 ST 段改变

通常在心源性胸痛发生数分钟内,ST段抬高

非 Q 波心肌梗死

通常在心源性胸痛发生数分钟内,ST段抬高

注：早期的再灌注对于大部分急性心肌梗死患者是决定性的治疗。每延误 1 分钟,会导致患者损失 1%的可挽救心肌。切记:"时间就是心肌。"

■ 前壁心肌梗死

在 2 个或多个相邻的导联中,ST 抬高≥0.5~1mm,有或无 Q 波。也许会存在 R 波递增不良和 T 波倒置。在导联Ⅱ、Ⅲ和 ACF 中,可能会出现对应性 ST 段下降。

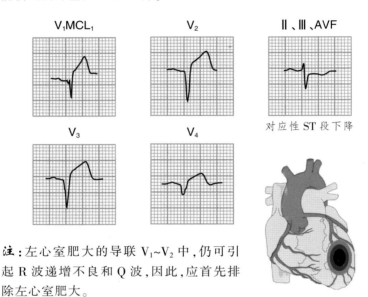

对应性 ST 段下降

注:左心室肥大的导联 V_1~V_2 中,仍可引起 R 波递增不良和 Q 波,因此,应首先排除左心室肥大。

如图所示:左冠状动脉前降支是堵塞的。也许会引起左前分支阻塞、右束支传导阻滞、莫氏Ⅱ型二度房室传导阻滞(莫氏Ⅱ型)、三度房室传导阻滞伴室性异搏心律及心脏泵衰竭。

三度传导阻滞

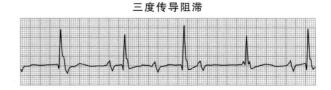

■ 下壁心肌梗死

在 2 个或多个相邻的导联 Ⅱ、Ⅲ 和 ACF,ST 段抬高 ≥0.5~1mm。可能会出现 Q 波和 T 波倒置。在导联 I,AVL 和 $V_2~V_4$ 中可能会出现对应性 ST 段下降。

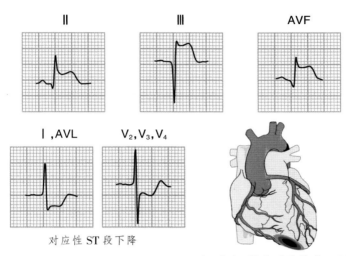

对应性 ST 段下降

注: 右心室急性心肌梗死中,30% 的时间可伴随下壁心肌梗死。检查导联 V_4R,可见 ST 段抬高和 Q 波。

右(或左)冠状动脉堵塞,可能会导致左后分支阻滞,电轴偏左,血压下降,窦性心动过缓,一度房室传导阻滞,二度房室传导阻滞莫氏 I 度(文氏),三度房室传导阻滞伴房室交界性自主心律。

三度房室传导阻滞伴房室交界性自主心律

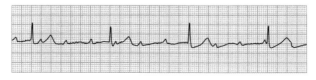

■ 右心室急性心肌梗死

在导联 $V_4R(MC_4R)$ 中,ST 段抬高,也可能出现 Q 波和倒置的 T 波。30%的患者伴随下壁心肌梗死。

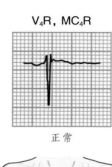

V_4R, MC_4R

正常

V_4R, MC_4R

病理性的

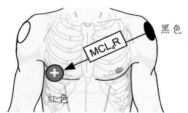

黑色

MCL_4R

红色

导联 MC_4R 的放置:
第 5 肋间,右锁骨中线;监测
Ⅲ 导联

如图所示:右冠状动脉堵塞,可能会引起房室传导阻滞、房颤、房扑、右心衰竭、颈静脉怒张伴清晰肺野。如果前负荷减小(谨慎使用吗啡、硝酸甘油、呋塞米),血压可能下降。应通过静脉补液和植入心脏起搏器来治疗低血压。

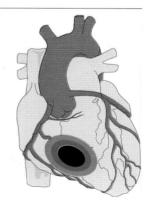

■ 侧壁急性心肌梗死

在导联 I、AVL、V_5 和 V_6 中,ST 段抬高 ≥0.5~1mm,可能会出现 Q 波和倒置 T 波。

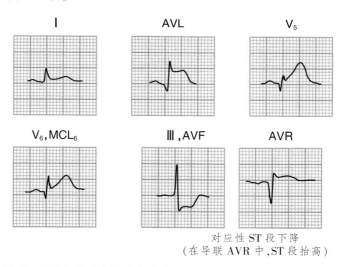

对应性 ST 段下降
(在导联 AVR 中,ST 段抬高)

注:侧壁心肌梗死可能是多部位梗死的组合,包括前壁、下壁和(或)后壁心肌梗死。

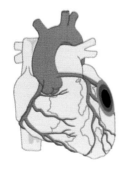

如图所示:左冠状动脉旋支堵塞,可能会引起左心室功能障碍和房室结阻滞。

■ 后壁急性心肌梗死 *

在导联 V_1、V_2 和 V_3 中,ST 段压低,有或无大的 R 波。也可能出现 T 波倒置。

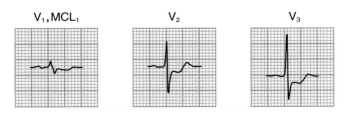

V_1,MCL_1 V_2 V_3

* 后壁急性心肌梗死很少单独出现,常合并下壁心肌梗死。它通常是多部位心肌梗死的组成部分。如果怀疑诊断,可做前胸 V_7~V_9 导联心电图确认。

注:在 V_1,右心室肥大可引起一个大的 R 波。首先要排除右心室肥大。

如图所示:右冠状动脉或左冠状动脉旋支堵塞,可能会引起窦性停搏。

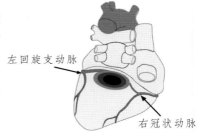

左回旋支动脉

右冠状动脉

窦性停搏

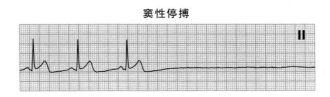

II

■ 束支性传导阻滞

左束支传导阻滞
在导联 I 或 V_5、V_6 中,可见顶端粗钝、有切迹的 R 波。在导联 V1 中可见 Q 波

(QRS ≥ 0.12s)

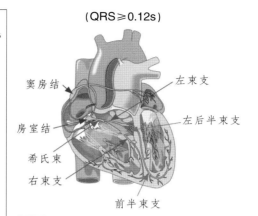

窦房结
左束支
房室结
左后半束支
希氏束
右束支
前半束支

I ,V_5,V_6

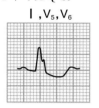

V_1,MCL_1

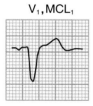

注: 如果存在左束支传导阻滞,不要试图只用心电图作为标准来诊断急性心肌梗死

右侧束支传导阻滞
在导联 V_1 或 V_2 中呈现有切迹的单个或 2 个 R 波。在导联 I、V_5 和 V_6 中呈现大的 S 波

V_1,V_2,MCL_1　　V_1,V_2,MCL_1

I ,V_5,V_6

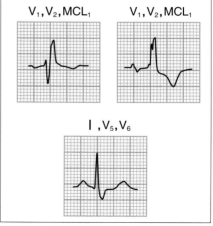

心电轴

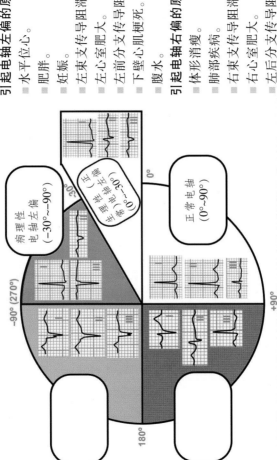

引起电轴左偏的原因
- 水平位心。
- 肥胖。
- 妊娠。
- 左束支传导阻滞。
- 左心室肥大。
- 左前分支传导阻滞。
- 下壁心肌梗死。
- 腹水。

引起电轴右偏的原因
- 体形消瘦。
- 肺部疾病。
- 右束支传导阻滞。
- 右心室肥大。
- 左后分支传导阻滞。

引起重度电轴右偏的原因
- 心肌梗死。
- 异位节律,如室速。

■ 预激综合征（WPW）和朗－格－列综合征（LGL）

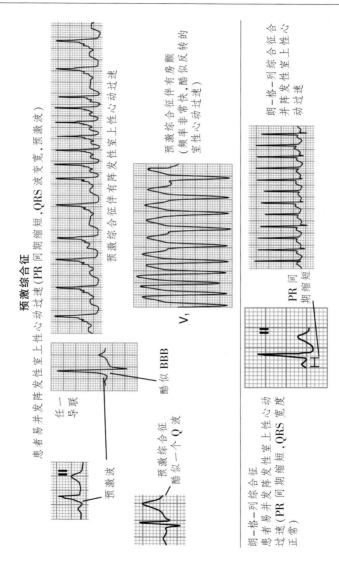

预激综合征

患者易并发阵发性室上性心动过速（PR 间期缩短，QRS 波变宽，预激波）

预激波

酷似一个 Q 波

预激综合征

任一导联

酷似 BBB

预激综合征伴有阵发性室上性心动过速

预激综合征有房颤，酷似反转的室性心动过速
（频率非常快，酷似室性心动过速）

V₁

朗－格－列综合征并阵发性室上性心动过速

PR 间期缩短

II

朗－格－列综合征

患者易并发阵发性室上性心动过速（PR 间期缩短，QRS 宽度正常）

其他心电图形态

ST 段抬高——段性正常变异

（ST 段在上坡时，逐步缓慢上升；无对应性 ST 段下降）

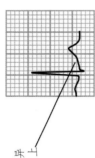

PR 段压低

ST 段 & T 波抬高

所有导联

心包炎

所有导联中抬高的 ST 段变平或凹；T 波相对基线抬高；PR 段压低，ST 段下降；PR 段压低

无对应性 ST 段下降；其他症状/体征：发热，心尖部摩擦音或"嘎吱"声，心音低沉，尖锐性胸膜痛，患者可能发生心包填塞，房颤，房扑或阵发性房性心动过速

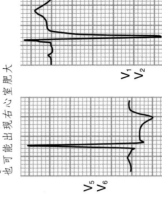

I，II，III，AVR，L，F

慢性阻塞性肺气肿（肢体导联可见小的 QRS 波群）也可能出现右心室肥大

V₁
V₂

V₅
V₆

左心室肥大

在导联 V₅ 和 V₆ 中，R 波≥25mm；或在导联 V₁ 和 V₂ 中，S 波≥25mm

■ U 波

与电解质紊乱、药物或心脏疾病相关。

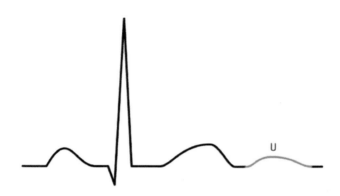

■ J 波

存在于低体温症的患者中。

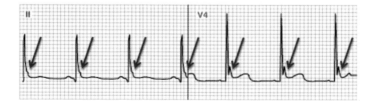

分支传导阻滞

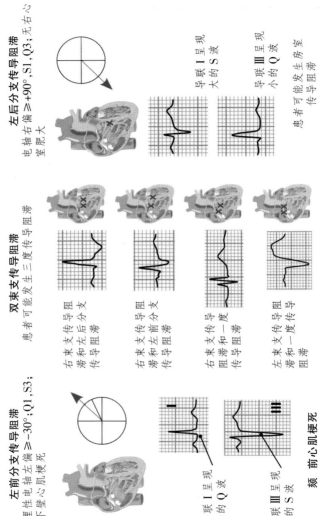

左前分支传导阻滞

病理性电轴左偏≥-30°;Q1,S3;

无下壁心肌梗死

导联 I 呈现小的 Q 波

导联 III 呈现大的 S 波

额前心肌梗死

双束支传导阻滞

患者可能发生三度传导阻滞

右束支传导阻滞和左后分支传导阻滞

右束支传导阻滞和左前分支传导阻滞

右束支传导阻滞和一度传导阻滞

左束支传导阻滞和一度传导阻滞

左后分支传导阻滞

电轴右偏≥+90°;S1,Q3;无右心室肥大

导联 I 呈现大的 S 波

导联 III 呈现小的 Q 波

患者可能发生房室传导阻滞

心脏标志物面板

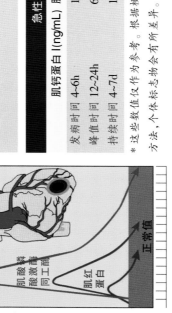

心脏标志物

正常值

性别	肌钙蛋白 I (ng/mL)	肌红蛋白 (ng/mL)	肌酸磷酸激酶同工酶 (ng/mL)
女性	0~0.1	10~65	0~4
男性	0~0.1	10~95	0~4
			>总量的 10%

急性心肌梗死患者生化值

	肌钙蛋白 I (ng/mL)	肌红蛋白 (ng/mL)	肌酸磷酸激酶同工酶 (ng/mL)
发病时间	4-6h	1~3h	3~4h
峰值时间	12-24h	6-10h	12-24h
持续时间	4~7d	12~24h	2-3d

* 这些数值仅作为参考。根据梗死部位的大小、发病的症状，不同的实验室或方法，个体标志物会有所差异。

心音

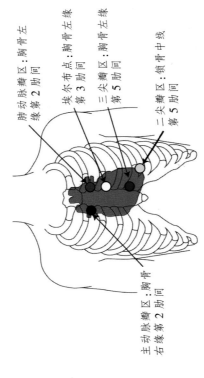

肺动脉瓣区:胸骨左缘第 2 肋间

埃尔布点:胸骨左缘第 3 肋间

三尖瓣区:胸骨左缘第 5 肋间

二尖瓣区:锁骨中线第 5 肋间

主动脉瓣区:胸骨右缘第 2 肋间

○ 在埃尔布点听诊区听到心包摩擦音(颤音可能提示肺动脉高压)

● 在主动脉瓣区听到主动脉收缩期杂音(可能放射到右颈)

膈膜型听诊器:在二尖瓣和三尖瓣听诊区

膈膜型听诊器:在主动脉瓣和肺动脉瓣听诊区

钟型听诊器:在二尖瓣听诊区(Ken-tuc-ky),血液快速流入心室,提示充血性心力衰竭

钟型听诊器:在二尖瓣听诊区(Ten-nes-see),提示心室肥大

S_1 ●●

S_2 ●●

S_3 ●○

S_4 ○

■ 肺动脉导管检测(球囊漂浮导管)

注： 将测量数值和患者评估结果相结合并与单纯的基数值相比较，能更好地阐述临床特征。当肺动脉导管在原位时,必须始终监测肺动脉压力以追踪被忽略的连续的肺动脉楔压。

正常波形

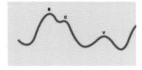

中心静脉压/右心房压力
测量右心前负荷,正常值:2~6mmHg。

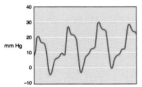

右心室压力
右心室收缩压:15~30mmHg。
右心室舒张压:2~8mmHg。

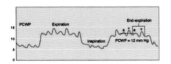

肺动脉压力
测量血液回到肺脏的压力。
肺动脉收缩压:15~30mmHg。
肺动脉舒张压:8~15mmHg。
平均肺动脉压:9~18mmHg。

肺毛细血管压/肺动脉闭合压
测量左心前负荷,正常值:6~12mmHg。

■ 主动脉内球囊反搏操控台（IABP）

IABP 患者转运

1.直观地评估周围环境，以确保走廊、电梯和路线可以提供必要的设施，以及人员。

2.检查患者的化验检查结果。

3.确定当前的主动脉内球囊反搏设置，标注特征性压力。

4.确定主动脉内球囊的样式、型号和插入的深度。

5.经胸部 X 线确定气囊尖端的位置。

6.进行评估。确认电池已充满电，以保证转运使用。

7.连接新的 ECG 导联，并确定每一个导联上的电极带有 2 英寸的胶带以备用。

8.确保主动脉内球囊被牢固地粘在患者的大腿上。

9.应用夹板固定膝盖，以确保在转运的途中安全。将适当的连接器粘贴 IABP 到转运操控台，携带适配器以备必要时连接接收装置。

10.将患者转运到担架上。连接并确保所有的泵、检测器、除颤仪及其他设备的安全。

11.在床边或转运车上，将主动脉内球囊反搏操控台转移到转运控制台（如果主动脉内球囊反搏操控台是安装在车上的）。

12.在转运主动脉内球囊反搏控制台时，要保证处于持续充电状态。

13.打开氦气瓶，核对压力。

14.根据主动脉内球囊反搏控制台的指示开始操作（操控台的帮助屏幕上或制造商提供的用户手册）。

■ 确认患者的心电图和压力波形。

■ 确认初始泵的设置。

■ 设定时间。

■ 启动主动脉内球囊反搏泵。

- ■ 设定控制台报警。
- ■ 确认所有泵的设置。

15. 以 1:2 的模式优化主动脉内球囊反搏的时间。

- ■ 通过调整后期时间设定膨胀，直到可见重搏切迹，然后移动充气至早期时间，直到重搏切迹上出现一个清晰的 V 波。
- ■ 在保证最大扩充的基础上，设置放气以达到最低压力。

16. 在转运途中，每 5 分钟或者患者有任何改变时评估 1 次压力。每 15 分钟检查 1 次插入部位和脉搏。

主动脉内球囊反搏故障的诊断和紧急情况的应对方案

- ■ **心搏骤停**——设置触发器"压力"，开始心肺复苏。保持平均动脉压≥60mmHg。必要时，电击（不需要分开/隔离主动脉内球囊反搏，或者监测仪器）。自主循环恢复后，一旦稳定，将主动脉内球囊反搏触发器返回至心电图模式。

- ■ **球囊破裂或漏气**——立即停止主动脉内球囊反搏疗法。分离导管，如果症状/体征提示空气栓塞，将患者置于左侧斜卧位。

- ■ **控制台障碍**——每 5 分钟行人工充气/放气 40mL。

- ■ **氦损耗**——确认罐阀是开放的。注意：一满罐氦可以满足几周的治疗。如果需要，更换氦罐。

- ■ **失血过多**——直接按压出血部位。考虑转移至最近的医疗机构。

- ■ **导管移位或非故意移出**——通过使用带有膝盖固定器的夹板来防止移位，不要粘导管接头，要把导管粘到腿上。如果导管移出，立即停止主动脉内球囊反搏治疗。如果原始深度保持在无菌鞘内，可重新插入。咨询医疗控制系统。

第 2 章 气管管理

■ 快速气管插管

准备气管插管设备(开通静脉通道,心电图,血氧检测,气囊-活瓣-面罩,吸痰装置,气管插管)、二氧化碳探测器、备用气管插管。

↓

根据病情限制脊柱运动。

↓

预先给予 100%氧气吸入。

↓

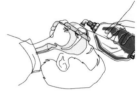

置患者于嗅花位,加压给氧

给予镇静剂
- 咪达唑仑,0.1~0.3mg/kg IV/IO。
- 丙泊酚,1~2mg/kg IV/IO。
- 氯胺酮,1~2mg/kg IV/IO。
- 依托咪酯,0.3mg/kg IV/IO。
- 芬太尼,2~5μg/kg IV/IO。

↓

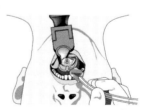

将舌头推向左侧,暴露声门

如果患者年龄<2 岁,考虑使用阿托品,0.02mg/kg IV/IO(可防止反射性心动过缓)。

↓

给予神经肌肉阻断剂

- 琥珀胆碱,1~1.5mg/kg IV/IO。
- 罗库溴铵,0~1.2mg/kg IV/IO。
- 维库溴铵,0.1~0.2mg/kg IV/IO。

↓

插管(根据需要,按压环状软骨)

↓

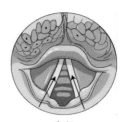

声门

给气囊充气,确认管道的放置位置

- 检查胸部扩张。
- 肺音听诊。
- 检查气管插管有无雾气。
- 连接二氧化碳探测器。
- 使用 ETT 固定器和颈托,确保位置正确安全。

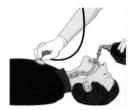

行气管插管术;气囊充气;检查呼吸音

■ 喉罩

禁忌证——严重口咽外伤;不能耐受的清醒患者。

1. 根据需要固定颈椎。
2. 气囊放气。将喉罩背面(硬腭面)润滑。
3. 预先给予浓度为 100% 的氧气。
4. 头部后仰;颈部弯曲;将喉罩放于硬腭处。
5. 顺着呼吸道的正常弯曲,插入喉罩直到不能再推进为止。
6. 用适当的气体给气囊充气(详见表格);在插入的过程中,不要握住管道向下插,而是让喉罩自然地正常弯曲,贴紧会厌部。

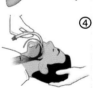

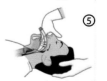

7.确认适当的位置

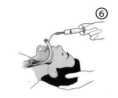

- 检查胸部扩张和肺呼吸音。
- 用胶带或管道固定器固定喉罩。
- 使用二氧化碳监测器、氧分压监测器。
- 定时评估呼吸道。

患者体型	喉罩型号	气囊最大容量
新生儿/婴儿：最多 5kg	1	最多 4mL
婴儿：5~10kg	1½	最多 7mL
婴儿/儿童：10~20kg	2	最多 10mL
儿童：20~30kg	2½	最多 14mL
儿童：30~50kg	3	最多 20mL
正常成人：50~70kg	4	最多 30mL
成人：70~100kg	5	最多 40mL
成人：>100kg	6	最多 50mL

国王 LT 气管

禁忌证——患者身高<1.22m；不能预防误吸。

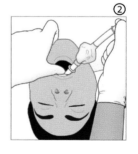

1.根据需要固定颈椎，预先给予浓度为 100% 的氧气。用水性润滑剂润滑喉罩头端和管道后部。

2.气囊放气。张开嘴，抬颌，将头端插入口中。

3.将喉罩头端置于舌后，同时将管道旋转至中线。

4.将管道插入直至连接器的底部与牙齿或牙龈平齐。

5.使用空气给气囊充气(尽量使用最小容量)。

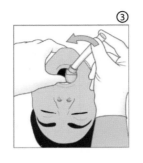

患者身高(m)	LT 型号	气囊容量(mL)
1.05~1.35	2	25~35
1.25~1.55	2.5	30~40
1.22~1.5	3	45~60
1.5~1.8	4	60~80
>1.8	5	70~90

6.连接气囊袋。一边通气,一边将气管插管缓慢往外拔,直到通气顺畅。

7.调节气囊充气。尽可能达到良好的密封状态。

8.确认适当的位置

■ 检查胸部扩张和肺呼吸音。

■ 用胶带或管道固定器固定喉罩。

■ 使用二氧化碳监测器或氧分压监测器。

■ 定时评估呼吸道。

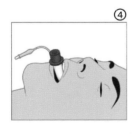 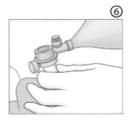 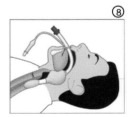

■ 呼吸机使用指南

使用机械通气患者的转运

■ 确定目前的通气设置。

- 评估最新的血气值。
- 确定人工气管是否安全(固定牢固,管道在位)。
- 开始监测脉搏血氧饱和度和二氧化碳波形图。
- 打开转运呼吸机。
- 连接新的转运呼吸机电路。
- 调节持续气流。
- 选择呼吸机频率、呼吸频率、流量和吸入气中的氧浓度分数。
- 选择模式(持续正压通气和呼气末正压通气,间歇指令通气/同步间歇指令通气,交流电)。
- 连接患者与呼吸机。
- 再次评估患者的脉搏氧饱和度和二氧化碳波形图。
- 调节设置,保持氧浓度(脉搏氧饱和度为 92%~94%)和足够的每分通气量。
- 保持稳定和通畅的气管(必要时,吸痰)。
- 在转运前、转运中和转运后,检查并记录呼吸机参数设置。
- 确保在转运途中有足够的电源和氧气供应。
- 评估并记录呼吸音。
- 如果对呼吸机功能有疑虑,使用手动通气(袋状面罩式装置)。

排除呼吸机低压报警故障

- 快速检查呼吸机–患者之间的所有连接,并拧紧以排除断开的可能。
- 如果报警声音持续存在,分离呼吸机,使用袋状面罩装置进行手动通气。
- 用戴手套的手指堵塞患者呼吸机管路,观察转运呼吸机的通气功能。
- 如果呼吸机压力测量器数值增加和高压报警器报警,则提示连接患者的排气管路或手动气管装置受损并漏气。

■ 呼吸机参数设置表

无创通气支持

持续气管正压通气	自主呼吸患者可改善氧饱和。通常设置为 5~13cmH$_2$O
双水平气管正压通气	自主呼吸患者可改善血氧饱和及呼吸 常规设置:吸气压力为 6~14cmH$_2$O,呼气压力为 3~5cmH$_2$O 根据潮气量、呼吸频率和氧饱和度调整

侵入性通气模式

模式	定义	适应证
持续人工通气	通风口发出预设的频率和容量。患者的呼吸不能高于预设的频率	当需要一个特定的分钟通气量、患者窒息或化学镇静剂时
辅助/控制呼吸	保证通风的最低频率。患者的呼吸可以高于预设的频率,但是每次呼吸都是以预设的潮气量为准	控制呼吸功,允许患者设置他(她)自己的呼吸频率
同步间歇指令通气	通风口发出的设置的呼吸频率和潮气量与患者初始呼吸同步。根据患者自己的呼吸频率和深度(潮气量)调节自主呼吸,可高于设置的频率	根据设置频率,允许患者承担一些或大部分的呼吸工作。可能使用脱机模式
压力控制通气	通风口发出预设压力而不是容量。潮气量可能会根据肺的顺应性而有很大的不同	用于避免过度压力,以及通气困难的患者,与肺其他保护策略相结合

侵入性通气模式(续)

模式	定义	适应证
压力调节容量控制	排气口尽可能设置最小压力的潮气量	用于压力和容量调节同时需要时
反比通气	吸气相设置长于呼气相	用于增加氧饱和度。注意需要避免过度通气和呼吸叠加
压力支持通气	临床医生选择的正压通气水平以增强每一次自主呼吸	通常用于脱机或舒适模式。克服呼吸道和管路的阻力

成人初始机械通气指南

参数	定义	设定范围
潮气量	每次呼吸时的吸入或呼出的气体量	初始设定为 5~7mL/kg,根据动脉血气、呼气末二氧化碳、压力时间乘积来调节
呼吸频率	每分钟呼吸的次数	初始设定为 10~14,根据动脉血气、呼气末二氧化碳或患者的需要来调节
吸入氧气分数	吸入气中的氧浓度分数	0.2~1.0,最初 1.0(100%)使用滴定法保持氧饱和度在 92%~94%,用最低吸入氧气分数(<0.5)预防氧中毒
高峰流速	潮气量呼出的速度	变化很大(35~100L/min)
吸气时间	设置潮气量或流速的时间	在 0.5~1.5s 之间变化
吸气峰压	通气时产生的峰值压力	应该保持在最低值,预防气压伤的可能($20~30cmH_2O$)——不应超过 50
吸呼比	吸气时间和呼气时间的比值	1:2

静脉血氧饱和度数值

正常值范围为 60%~80%，与氧输送和氧耗没有直接相关联	<60% 或 >80% 提示氧输送和氧耗之间不平衡
↓静脉血氧饱和度	**↑静脉血氧饱和度**
↓氧输送	↑氧输送
↓动脉氧饱和度	↑动脉氧饱和度
↓血红蛋白	↑血红蛋白
↓一氧化碳	↑一氧化碳
↓动脉血氧分压	↑动脉血氧分压
↑氧耗	**↓氧耗**
寒战	麻醉
发热	低体温
↑呼吸	↓呼吸
↑肌肉骨骼运动	↓肌肉骨骼运动
癫痫	药物镇静和麻痹
疼痛	甲状腺功能减退
护理患者中的一些处置——转身，吸痰，更换敷料，洗浴	细胞功能障碍

呼气末二氧化碳监测

应用	描述	波形
正常波形图	4 个阶段，二氧化碳平面图浓度随时间变化 AB=呼吸基线 BC=呼气上升 CD=呼气平稳 DE=吸气，没有二氧化碳气体	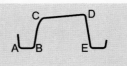

呼气末二氧化碳监测(续)

应用	描述	波形
监测插管过程中气管插管是否在食管	一条平直的线,监测不到二氧化碳	————————
监测气管插管是否在气管内	如果气管插管在气管内,可见呼出二氧化碳波形图	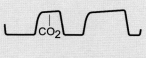
识别患者处于麻醉状态时的呼吸	因为患者隔膜的运动,二氧化碳波形图出现下沉	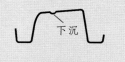
识别患者与机械呼吸机脱离	波形图立刻消失,变平直	————————
患者预后的预测器	二氧化碳越高,患者的心输出量越高,抢救效果越有效	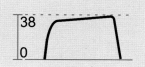

第 **3** 章 神经学

■ 卒中

急诊医疗服务的评估和治疗

- 实施心肺复苏,给氧,检查血糖水平。
- 卒中发生后,进行卒中评估[进行洛杉矶入院前卒中筛查(LAPSS)或辛辛那提入院前卒中评分表(CPSS)]。
- 确定发作症状。
- 立即转运患者至卒中中心(患者家属一同前往)。
- 警示医院:"患者可能是卒中。"

立即评估并稳定病情

- 评估 ABC,监测生命体征;如果血氧过低,给氧。
- 建立静脉通道;血液检查;12 导联心电图。
- 检查血糖水平:纠正低糖血症/高糖血症。
- 进行神经外科常规检查。
- 启动卒中小组。
- 行急诊 CT 或脑部 MRI。

最长时间:10 分钟

卒中小组立即行神经学评估

- 评估患者病史。
- 确定发作的症状。
- 神经学检查(NIH 卒中评定量表或加拿大神经学评分量表)。

最长时间:15 分钟

CT/MRI 是否显示出血

没有显示出血：
可能是缺血性卒
中

显示出血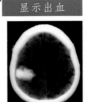

20 分钟决定
是否使用溶
酶原激活剂

■ 检查是否有纤维蛋白溶解排
斥反应：是否有症状出现

■ 重复神经病学检查：症状是否
加重（如果加重，给予阿司匹
林，并开启卒中绿色通道）

仍然将纤维蛋白溶解疗法作为备用措施

与患者及家属共同评估，接受纤维蛋白溶解疗法的风
险和受益

如果从开始记录出现症状，时间<3~4.5 小时，给予溶
酶原激活剂（即使时间<3 小时，如果>80 岁，严重脑
卒中，NIHSS 评分>25 分，口服抗凝剂，糖尿病史，卒
中病史）。24 小时内，不要给予抗凝或抗血小板治疗。

开始实施卒中绿色通道

CT/MRI 显示出血

■ 对于正在出血的患者永远不要考虑使用溶酶原
激活剂

■ 咨询神经学专家或神经外科医生

■ 如果没有神经学团队，则考虑转移患者

■ 开放脑卒中或出血绿色通道

　■ 办理入院至卒中单元或 ICU

　■ 监测血压：根据病情调节血压

　■ 监测血糖水平，并根据病情调节

　■ 给予支持措施并治疗并发症

　■ 监测神经系统状况：如果病情恶化行急诊 CT

最长时间：15 分钟

最长时间：2 小时

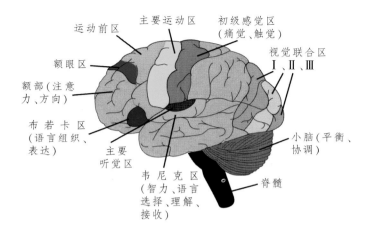

运动前区　主要运动区　初级感觉区（痛觉、触觉）

额眼区　视觉联合区Ⅰ、Ⅱ、Ⅲ

额部（注意力、方向）

布若卡区（语言组织、表达）

主要听觉区

韦尼克区（智力、语言选择、理解、接收）

小脑（平衡、协调）

脊髓

■ 卒中患者的常规护理

- ■ 保证气管通畅。
- ■ 监测生命体征。
- ■ 排除外伤或其他医疗原因。
- ■ 检查血糖水平（纠正低血糖/高血糖）。
- ■ 给予硫胺素 100mg IV,IM 或 SQ（如果营养不良或醉酒）。
- ■ 避免输入过多的液体和 5% 葡萄糖。
- ■ 如果患者发热,给予对乙酰氨基酚。
- ■ 如果确认是卒中患者,迅速转运至配有卒中设备的护理单元。
- ■ 给氧。
- ■ 禁食水。

■ 洛杉矶入院前卒中筛查（LAPSS）

筛查标准

1. 年龄大于 45 岁。 □是 □否
2. 无癫痫发作史。 □是 □否
3. 在过去的 24 小时出现新的神经系统症状。 □是 □否
4. 发病之前，患者可以走动。 □是 □否
5. 血糖水平在 60~400mg/dL。 □是 □否
6. 查体（见下表）提示只有一侧肢体无力。 □是 □否

查体：查找明显的左右不对称		
	正常	右侧	左侧
面部微笑/痛苦表情		下垂	下垂
握持		握持无力	握持无力
		不能握持	不能握持
手臂无力		向下滑移	向下滑移
		迅速落下	迅速落下

7. 如果以上洛杉矶入院前卒中筛查均为阳性：通知接收医院准备卒中抢救。

注：即使洛杉矶入院前卒中筛查检查结果为阴性，患者仍有卒中的可能。

■ 辛辛那提院前脑卒中评分表(CPSS)

症状	正常	不正常
面部下垂	双侧面部运动对称	一侧面部运动不如另一侧
上肢无力	双侧上肢运动一致或完全不能活动	一侧上肢不能活动，或与另一侧肢体相比向下漂移
语言	患者用词准确,发音不含糊	口齿不清或用词不恰当或不能发音

注:任何不正常的发现均提示卒中的潜在性。

■ 缺血性卒中的纤维蛋白溶解调查表

实施纤维蛋白溶解疗法之前,所有选项(是/否)都必须打钩

入选标准(必须都符合)

□ 年龄≥18 岁

□ 临床诊断:缺血性卒中引起可测量的神经功能缺陷

□ 从发病至实施纤维蛋白溶解疗法,时间<4.5 小时[存在下列情况者,时间要求缩短至<3 小时:年龄>80 岁,严重卒中(NIHSS 评分>25 分),口服抗凝剂,糖尿病史,缺血性脑卒中病史]

排除标准(必须都不符合)

□ 在过去的 3 个月发生卒中或头外伤

□ 非增强 CT 显示颅内出血

□ CT 显示正常,但临床怀疑蛛网膜下隙出血

□ 在不能压迫的位置,7 天内有动脉穿刺

□ CT 显示的多叶梗死>1/3 的大脑半球

□ 不可控制的高血压:收缩压>185mmHg,舒张压>110mmHg

□ 检查可见活动性出血

□ 血糖<50mg/dL(2.7mmol/L)

(待续)

（续表）

□ 病史:颅内出血史、动静脉畸形、动脉瘤或肿瘤

□ 内部活动性出血或急性外伤(骨折)

□ 急性出血因素,包括但不限于:

　□ 血小板计数<10 000/mm³

　□ 患者在 48 小时内接受肝素治疗,且部分凝血酶时间升高(高于正常
　　实验值的上限值)

　□ 目前正在使用抗凝治疗(如华法林)且凝血酶原时间升高>15 秒或国
　　际标准化比率>1.7

相关禁忌证(权衡利弊)

□ 只有轻度或快速现象的卒中症状

□ 14 天内有较大手术或严重外伤

□ 21 天内有胃肠道或尿道出血

□ 最近 3 个月有急性心肌梗死

□ 卒中发作合并癫痫,并有发作后损伤

■ 脑神经

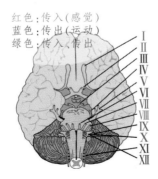

红色:传入(感觉)
蓝色:传出(运动)
绿色:传入、传出

嗅神经(闻)
视神经(视力)
动眼神经(瞳孔收缩,眼球运动)
滑车神经(向下,向内运动)
三叉神经(面部感觉,咀嚼)
展神经(眼球向外运动)
面神经(味觉,皱眉,微笑)
听神经(听觉,平衡)
舌咽神经(喉咙,味觉,作呕,吞咽)
迷走神经(喉部,声音,↓心率)
副神经(耸肩)
舌下神经(舌肌运动)

■ 大脑动脉

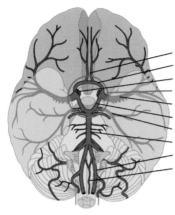

大脑前动脉
前交通动脉
颈内动脉
Willis 环
大脑中动脉
后交通动脉
大脑后动脉
基底动脉
椎动脉
脊髓前动脉

蓝色:前交通
红色:后交通

■ CT 扫描（非增强）

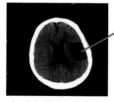

缺血性卒中
■ 局灶性神经功
能缺损
■ 头痛
■ ↓ 意识水平

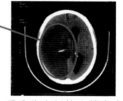

左顶部缺血性卒中

严重的右侧缺血性卒中

脑内出血
■ 意识水平下降
■ 主要神经功能缺损
■ 头痛
■ 禁用溶解纤维蛋白原

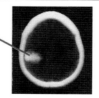

右侧脑出血

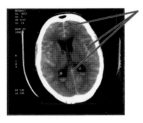

蛛网膜下隙出血

- 突然发生,通常与用力有关
- 患者主诉是"此生最严重的头痛"
- 可能伴有颈部僵硬、恶心/呕吐、意识水平下降
- 禁用溶解纤维蛋白原

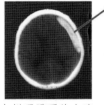

硬膜下血肿

- 意识水平下降
- 嗜睡
- 瞳孔不等大、瞳孔散大
- 头痛、恶心/呕吐
- 躁动、意识模糊、易激惹
- 禁用溶解纤维蛋白原

左侧硬膜下的血液

■ 皮节

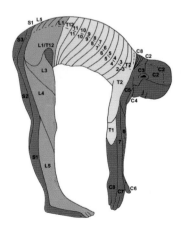

运动	
C1–C4	隔膜
C–5	外展手臂
C–6	弯曲肘部
C–7	伸肘
C–8	大部分手功能
感觉	
C–2	下巴下面
T–4	乳头线
T–10	脐水平
L–1	坐骨棘
S–3	肛门水平

■ **体位**

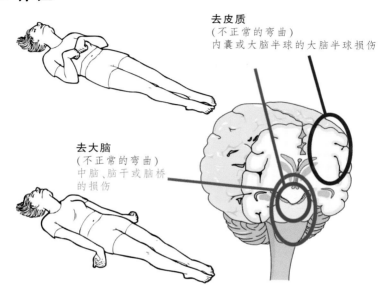

去皮质
(不正常的弯曲)
内囊或大脑半球的大脑半球损伤

去大脑
(不正常的弯曲)
中脑、脑干或脑桥
的损伤

第 **4** 章 儿科学

■ 儿童三角评估法

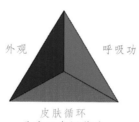

儿童三角评估法

本部分经美国儿科学会、院前专业儿科教育认可,版权归美国儿科学会,2000 年。

外观
精神状态
肌张力
体位

呼吸
可视呼吸运动
呼吸做功(正常/增加)

循环
皮肤颜色

■ 儿童心搏骤停

呼喊寻求帮助,启动紧急救援,开始心肺复苏,给氧,连接除颤仪。

室颤或无脉性室速	心脏停搏/无脉性电活动
 	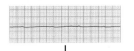
除颤(2J/kg)后,立即进行心肺复苏(2分钟,15:2)。建立 IV 或 IO 通道	立即继续实施心肺复苏(2分钟,15:2) 建立 IV 或 IO 通道 肾上腺素:0.01mg/kg IV/IO (1:10 000,0.1mL/kg) 每 3~5 分钟 气管内给药:0.1mg/kg (1:1000;0.1mL/kg) 考虑高级气管 (气管内插管,声门上气管工具) 通气 10 次/分钟,并持续胸外按压使用二氧化碳浓度波形图:如果呼气末二氧化碳分压<10,尝试提高心肺复苏质量
仍然室颤/室速? ⚡除颤 4J/kg 继续心肺复苏×2 分钟 肾上腺素:0.01mg/kg IV/IO (1:10 000,0.1mL/kg) 考虑高级气管 (气管内插管,声门上气管工具) 通气 10 次/分钟,并持续胸外按压使用二氧化碳浓度波形图:如果呼气末二氧化碳分压<10,尝试提高心肺复苏质量	**室颤/室速?**——开始 VF/VT 左侧逐步解析 否则:心肺复苏(2分钟) 同上,重复给予肾上腺素
仍然室颤/室速? ⚡除颤 4J/kg (最大 10J/kg 或成人功率) 胺碘酮:5mg/kg IV/IO 可重复给药 2 次 识别可治疗原因	**识别可治疗原因** ■ 缺氧 ■ 酸中毒 ■ 低血容量 ■ 中毒 ■ 高钾血症/低钾血症 ■ 低体温症 ■ 心脏压塞 ■ 张力性气胸 ■ 肺栓塞 ■ 冠状动脉血栓
仍然室颤/室速? ⚡除颤 4J/kg (最大 10J/kg 或成人功率) 继续实施心肺复苏(2分钟) 确认电极片位置及完整性 如果能测到脉搏、血压,呼气末二氧化碳分压≥40mmHg,给予心搏骤停复苏后治疗	

■ **儿童心动过缓**(症状性脉冲)

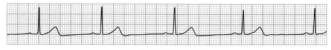

治疗可逆性原因

保持气管通畅,给氧,根据需要给予通气,连接心电图,评估血压、血氧饱和度,开通 IV 或 IO 通道,12 导联心电图
(同时不要延迟治疗)

↓

是否存在严重的心肺危害?
(警觉的精神状态,低血压、休克)

是	**否**
即使氧饱和度和通气良好,如果心率<60 次/分钟,也应开始实施心肺复苏给氧,通气	给予心肺复苏、氧气,观察,并咨询专家

↓

心肺复苏 2 分钟后,仍然心率缓慢
(如果不是)

↓

检查气管,氧源,通气是否充足

↓

肾上腺素:0.01mg/kg IV/IO
(1:10 000,0.1mg/kg)每 3~5 分钟或气管内给药:0.1mg/kg(1:1000;0.1mL/kg)

↓

阿托品:0.02mg/kg IV/IO
或气管内给药:0.04~0.06mg/kg,以致迷走神经张力增高或主要动静脉堵塞(最小剂量为 0.1mg;最大单次剂量为0.5mg,可以重复一次;最大总剂量为1mg)

↓

考虑如何处理可逆性原因

↓

如果病情恶化,心搏停止,参考第 3 章中的儿童心搏骤停部分

可逆性原因

- 低氧血症
- 酸中毒
- 低血容量
- 中毒
- 高钾血症/低钾血症
- 低体温症
- 肺栓塞
- 张力性气胸
- 心脏压塞
- 冠状动脉血栓

注:儿童心动过缓通常是缺氧的结果。

■ 儿童心动过快(伴低灌注)

治疗可逆性原因

保持气管通畅,给氧,根据需要给予通气,连接心电图,评估血压、氧饱和度,建立给药通道 IV/IO,12 导联心电图
(不要延迟治疗)

QRS 间期

窄 QRS 波群 ≤0.09s	宽 QRS 波群 >0.09s

符合下列情况,怀疑窦性心动过速

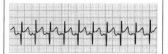

相关病史?
正常 P 波?
变化的 R-R 间期和正常的 PR 间期?
婴幼儿心率<220 次/分钟?
儿童心率<180 次/分钟?

↓

治疗可逆性原因

可逆性原因

- 低氧血症
- 酸中毒
- 低血容量
- 中毒
- 高钾血症/低钾血症
- 低体温症
- 肺栓塞
- 张力性气胸
- 心脏压塞
- 冠状动脉血栓

符合下列情况,怀疑室上性心动过速

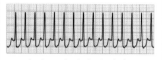

突发心率改变的病史?
没有/不正常的 P 波?
心率没有改变?
婴幼儿心率<220 次/分钟?
儿童心率<180 次/分钟?

↓

考虑迷走神经刺激
(不要延迟治疗)

↓

腺苷:0.1mg/kg IV/IO
(最大剂量为 6mg)
也可重复给药 0.2mg/kg
(最大剂量为 12mg),或

↓

⚡同步电复律
(0.5~1.0J/kg;如果初始功率没有效果,则增加到 2J/kg;根据需要给予镇静剂,但是不要延迟心脏复律)

↓

咨询专家

儿童心动过快——宽 QRS 波群>0.09s

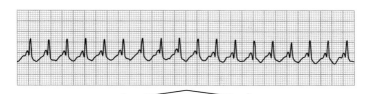

病情不稳定的患者
(低血压、休克、意识改变)
可能是室性心动过速
⚡同步电复律
0.5~1.0J/kg；如果初始功率没有作用，则增加到 2J/kg(根据需要给予镇静剂，同时不要延迟心脏复律)
↓
咨询专家

病情稳定的患者
血流动力学稳定？
考虑腺苷
0.1mg/kg IV/IO
(最大剂量为 6mg)
如果正常单一的 QRS 波
↓
咨询专家
或
胺碘酮：5mg/kg IV
时间>20~60 分钟
或
普鲁卡因胺：15mg/kg IV
时间>30~60 分钟

儿童败血性休克

辨别患者意识改变和低灌注量

给氧,支持通气,建立给药通道 IV/IO,按照高级生命支持进行复苏。
实验室检查:血气(静脉血气或动脉血气)、乳酸、葡萄糖、离子钙、血
培养、全血细胞计数

↓

对于休克患者:反复给予晶体液 20mL/kg IV/IO
(可重复给药 3~4 次或更多,肺部湿啰音、呼吸窘
迫或肝大患者,除外)
额外治疗
■ 纠正低血糖和低钙血症
■ 立即给予抗生素
■ 考虑立即静滴血管加压药(开放另一组通道）

IV/IO
■ 考虑压力性剂量,给予氢化可的松(绘制皮质醇基线;考虑模拟
实验。如果怀疑肾上腺素不足,给予氢化可的松 ≈2mg/kg IV/IO
快速推注)(最大剂量为 100mg)

01:00
1 小时
第 1 小时

↓

静脉补液后,灌注量是否改善? ——→ | **是** 考虑转运患者至
ICU 进行监护

否

开始血管加压药(滴定法纠正低血压和低灌注;考虑动脉或中心
静脉通路)
目标:中心静脉血氧饱和度>70%
■ 血压正常? 给予多巴胺,2~20μg/(kg·min)
■ 暖休克(低血压和血管扩张):开始给予去甲肾上腺素,0.1~
2μg/(kg·min)。滴定法测量血压和全身灌注
■ 冷休克(低血压、血管收缩):开始给予肾上腺素,0.1~1μg/(kg·
min)。滴定法测量血压和全身灌注

是 ←—— 中心静脉血氧饱和度>70%? ——→ **否**

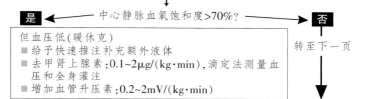

但血压低(暖休克)
■ 给予快速推注补充额外液体
■ 去甲肾上腺素:0.1~2μg/(kg·min),滴定法测量血
压和全身灌注
■ 增加血管升压素:0.2~2mV/(kg·min)

转至下一页

中心静脉血氧饱和度<70%?
正常血压?

是 ←　　　　　　　→ **否**

血压正常,但低灌注量?
- 输血,血红蛋白>10g/dL
- 提高动脉血氧饱和度
- 额外大量补液

- 考虑用药
米力农:50μg/kg 负荷剂量,10~60 分钟;静滴:0.25~0.75μg/(kg·min)
或
硝普钠为
0.3~1μg/(kg·min);滴定法检测药物反应;最大剂量,8μg/(kg·min)

- 考虑用药
多巴酚丁胺:
2~20μg/(kg·min)

血压低且低灌注量?
(冷休克)
- 输血,血红蛋白>10g/dL
- 提高动脉血氧饱和度
- 额外大量补液
- 考虑用药
肾上腺素:0.1~1μg/(kg·min)
滴定法测量血压和全身灌注

多巴酚丁胺:2~20μg/(kg·min)
+
去甲肾上腺素:0.1~2μg/(kg·min)
滴定法测量血压和全身灌注

儿科药物

(待续)

	早产儿 (1.5kg)	足月儿 (3.5kg)	6个月 (7kg)	1岁 (10kg)	3岁 (15kg)	6岁 (20kg)	8岁 (25kg)	10岁 (30kg)	11岁 (35kg)	12岁 (40kg)	14岁 (45kg)
体重(磅,1磅=0.453kg)	3	7.5	15	22	33	44	55	66	77	88	99
身高(英寸,1英寸=2.54cm)	16	21	26	31	39	46	50	54	57	60	64
身高(cm)	41	53	66	79	99	117	127	137	145	152	163
心率(次/分钟)	140	125	120	120	110	100	90	90	85	85	80
呼吸(次/分钟)	40~60	40~60	24~36	22~30	20~26	20~24	18~22	18~22	16~22	16~22	14~20
收缩压(mmHg)	50~60	60~70	60~120	65~125	100	100	105	110	110	115	115
气管插管型号(mm)	2.5~3.0	3.5	3.5	4.0	4.5	5.5	6.0	6.5	6.5	7.0	7.0
LMA型号	1	1	1½	1½~2	2	2~2½	2½	2½~3	3	3	3
吸痰管型号(Fr)	5~6	8	8	8	8	10	10	10	10	10	10
鼻胃管型号(Fr)	5	8	8	8	10	12	14	14	16	16	18

儿科药物（续）

	早产儿 (1.5kg)	足月儿 (3.5kg)	6个月 (7kg)	1岁 (10kg)	3岁 (15kg)	6岁 (20kg)	8岁 (25kg)	10岁 (30kg)	11岁 (35kg)	12岁 (40kg)	14岁 (45kg)
心脏电复律											
0.5~1J/kg（初始）	1~2J	2~4J	4~7J	5~10J	8~15J	10~20J	13~25J	15~30J	18~35J	20~40J	23~45J
2J/kg	3J	7J	14J	20J	30J	40J	50J	60J	70J	80J	90J
除颤											
2J/kg（初始）	3J	7J	14J	20J	30J	40J	50J	60J	70J	80J	90J
4J/kg（重复）	6J	14J	28J	40J	60J	80J	100J	120J	140J	160J	180J
8J/kg（重复）	12J	28J	56J	80J	120J	160J	200J	240J	280J	320J	360J
10J/kg（重复）	15J	35J	70J	100J	150J	200J	250J	300J	350J	360J	360J
溶液冲击 （20mL/kg IV/IO（新生儿：10mL/kg）	15	35	140	200	300	400	500	600	700	800	900
腺苷 (3mg/mL)											
0.1mg/kg IV/IO	0.05mL	0.1mL	0.2mL	0.3mL	0.5mL	0.7mL	0.8mL	1mL	1.2mL	1.3mL	1.5mL
0.2mg/kg IV/IO	0.1mL	0.2mL	0.5mL	0.7mL	1mL	1.3mL	1.7mL	2mL	2.3mL	2.7mL	3mL

（待续）

儿科药物(续)

	早产儿 (1.5kg)	足月儿 (3.5kg)	6个月 (7kg)	1岁 (10kg)	3岁 (15kg)	6岁 (20kg)	8岁 (25kg)	10岁 (30kg)	11岁 (35kg)	12岁 (40kg)	14岁 (45kg)
胺碘酮 (50mg/mL) 5mg/kg IV/IO	0.15mL	0.35mL	0.7mL	1mL	1.5mL	2mL	2.5mL	3mL	3.5mL	4mL	4.5mL
阿托品 (0.1mg/mL) 0.02mg/kg IV/IO	1mL	1mL	1.4mL	2mL	3mL	4mL	5mL	6mL	7mL	8mL	9mL
10%氯化钙 (100mg/mL) 20mg/kg 缓慢 IV/IO	0.3mL	0.7mL	1.4mL	2mL	3mL	4mL	5mL	6mL	7mL	8mL	9mL
头孢噻肟 (250mg/mL) 50mg/kg IV/IO/IM	0.3mL	0.7mL	1.4mL	2mL	3mL	4mL	5mL	6mL	7mL	8mL	9mL
头孢曲松钠 (100mg/mL) 50~100mg/kg IV/IO/IM	0.75~ 1.5mL	1.75~ 3.5mL	3.5~ 7mL	5~ 10mL	7.5~ 15mL	10~ 20mL	12.5~ 25mL	15~ 30mL	17.5~ 35mL	20~ 40mL	22.5~ 45mL

(待续)

儿科药物（续）

	早产儿 (1.5kg)	足月儿 (3.5kg)	6个月 (7kg)	1岁 (10kg)	3岁 (15kg)	6岁 (20kg)	8岁 (25kg)	10岁 (30kg)	11岁 (35kg)	12岁 (40kg)	14岁 (45kg)
活性炭 1g/kg 经口/鼻胃管	…	…	7gm	10gm	15gm	20gm	25gm	30gm	35gm	40gm	45gm
50%葡萄糖，0.5g/kg IV/IO [婴幼儿用 25%葡萄糖]	3mL (D25W)	7mL (D25W)	14mL (D25W)	20mL (D25W)	15mL	20mL	25mL	30mL	35mL	40mL	45mL
地西泮 (5mg/mL) 0.1~0.3mg/kg 缓 IV/IO	0.03~0.09mL	0.07~0.21mL	0.14~0.42mL	0.2~0.6mL	0.3~0.9mL	0.4~1.2mL	0.5~1.5mL	0.6~1.8mL	0.7~2.1mL	0.8~2.4mL	0.9~2.7mL
肾上腺素 1:1000 (0.1mg/mL) 0.01mg/kg IV/IO	0.15mL	0.35mL	0.7mL	1mL	1.5mL	2mL	2.5mL	3mL	3.5mL	4mL	4.5mL
ET 肾上腺素 1:1000 (1mg/mL) 0.1mg/kg ET	0.15mL	0.35mL	0.7mL	1mL	1.5mL	2mL	2.5mL	3mL	3.5mL	4mL	4.5mL
芬太尼 (50μg/mL) 2~4μg/kg	0.06~0.12mL	0.14~0.28mL	0.28~0.56mL	0.4~0.8mL	0.6~1.2mL	0.8~1.6mL	1~2mL	1.2~2.4mL	1.4~2.8mL	1.6~3.2mL	1.8~3.6mL

（待续）

儿科药物（续）

	早产儿 (1.5kg)	足月儿 (3.5kg)	6个月 (7kg)	1岁 (10kg)	3岁 (15kg)	6岁 (20kg)	8岁 (25kg)	10岁 (30kg)	11岁 (35kg)	12岁 (40kg)	14岁 (45kg)
磷苯妥英 (50mg/mL) 20mg/kg IV/IO	0.6mL	1.4mL	2.8mL	4mL	6mL	8mL	10mL	12mL	14mL	16mL	18mL
呋塞米 (10mg/mL) 1mg/kg 缓慢 IV/IO	0.15mL	0.35mL	0.7mL	1mL	1.5mL	2mL	2.5mL	3mL	3.5mL	4mL	4.5mL
1%利多卡因 (10mg/mL) 1mg/kg IV/IO	0.15mL	0.35mL	0.7mL	1mL	1.5mL	2mL	2.5mL	3mL	3.5mL	4mL	4.5mL
甲泼尼龙 (40mg/mL) 2mg/kg IV/IO/IM	0.08mL	0.18mL	0.35mL	0.5mL	0.75mL	1mL	1.25mL	1.5mL	1.75mL	2mL	2.25mL
吗啡 (1mg/mL) 0.1mg/kg IV/IO/IM	0.15mL	0.35mL	0.7mL	1mL	1.5mL	2mL	2.5mL	3mL	3.5mL	4mL	4.5mL

（待续）

儿科药物（续）

	早产儿 (1.5kg)	足月儿 (3.5kg)	6个月 (7kg)	1岁 (10kg)	3岁 (15kg)	6岁 (20kg)	8岁 (25kg)	10岁 (30kg)	11岁 (35kg)	12岁 (40kg)	14岁 (45kg)
纳洛酮 (0.4mg/mL) 0.1mg/kg IV/IO /IM/SQ	0.4mL	0.9mL	1.8mL	2.5mL	3.8mL	5mL	5mL	5mL	5mL	5mL	5mL
苯巴比妥那 (65mg/mL) 10~20mg/kg 缓慢 IV/IO/IM	0.2~0.5mL	0.5~1.1mL	1.1~2.2mL	1.5~3.1mL	2.3~4.6mL	3.1~6.2mL	3.8~7.7mL	4.6~9.2mL	5.4~10.8mL	6.2~12.3mL	6.9~13.8mL
8.4%碳酸氢钠 1m Eq/kg IV/IO (新生儿:4.2%)	3mL (4.2%)	7mL (4.2%)	7mL	10mL	15mL	20mL	25mL	30mL	35mL	40mL	45mL
血管升压素（心搏骤停）(20单位/单位/毫升)0.4~1单位/千克	0.03~0.08mL	0.07~0.18mL	0.14~0.35mL	0.2~0.5mL	0.3~0.75mL	0.4~1.0mL	0.5~1.25mL	0.6~1.5mL	0.7~1.75mL	0.8~2mL	0.9~2.3mL

（待续）

儿科药物（续）

	早产儿 (1.5kg)	足月儿 (3.5kg)	6个月 (7kg)	1岁 (10kg)	3岁 (15kg)	6岁 (20kg)	8岁 (25kg)	10岁 (30kg)	11岁 (35kg)	12岁 (40kg)	14岁 (45kg)
依托咪酯 (2mg/mL) 0.3mg/kg	0.2mL	0.5mL	1mL	1.5mL	2.3mL	3mL	3.8mL	4.5mL	5.3mL	6mL	6.8mL
咪达唑仑 (1mg/mL) 0.1~0.3mg/kg IV/IM	0.15~0.45mL	0.35~1.05mL	0.7~2.1mL	1~3mL	1.5~7.5mL	2~6mL 9mL	2.5~10.5mL	3~12mL	3.5~13.5mL	4~	4.5~
琥珀酰胆碱 (20mg/mL) 1mg/kg IV/IM (婴儿：2mg/kg)	0.15mL (2mg/kg)	0.35mL (2mg/kg)	0.7mL (2mg/kg)	1mL (2mg/kg)	0.75mL	1mL	1.25mL	1.5mL	1.75mL	2mL	2.3mL
维库溴铵 (1mg/mL) 0.1mg/kg IV/IM	0.15mL	0.35mL	0.7mL	1mL	1.5mL	2mL	2.5mL	3mL	3.5mL	4mL	4.5mL

儿科输液药物

氨茶碱(使用 25mg/mL 溶液)负荷剂量:5mg/kg(0.2mL/kg 溶于 5%葡萄糖中 20~30 分钟)。维持剂量:0.5~1mg/(kg·h)。配制:加 125mg 氨茶碱于 250mL 5%的葡萄糖中（或加 50mg 氨茶碱于 100mL 5%的葡萄糖中）。此溶液 1 微滴/(千克·分钟)=0.5mg/(kg·h)。

多巴酚丁胺(使用 12.5mg/mL 溶液)剂量:2~20μg/(kg·min)。配制:加 30mg(2.4mL)至 5%葡萄糖 250mL 中。此溶液 1 微滴/(千克·分钟)=2μg/(kg·h)。

多巴胺(使用 40mg/mL 溶液)剂量:2~20μg/(kg·min)。配制:加 75mg(1.9mL)至 5%葡萄糖 250mL。此溶液 1 微滴/(千克·分钟)=5μg/(kg·h)。

肾上腺素(使用 1:1000 溶液,1mg/mL)剂量:0.1~1μg/(kg·min)。配制:加 1.5mg(1.5mL)至 5%葡萄糖 250mL 中。此溶液 1 微滴/(千克·分钟)=0.1μg/(kg·h)。

米力农(使用预先混合的 200μg/mL 溶液)负荷剂量:50μg/kg,时间>10~60 分钟（可能会引起明显的低血压）。维持剂量:0.25~0.75μg/(kg·min)。

利多卡因（使用 2%溶液,20mg/mL）剂量:20~50μg/(kg·min)。配制:加 300mg(15mL)至 5%葡萄糖 250mL。此溶液 1 微滴/(千克·分钟)=20μg/(kg·min)。

硝普钠(50mg 加入 5%葡萄糖)剂量:1~8μg/(kg·min)。配制:加 15mg(1.5mL)至 5%葡萄糖 250mL 中。此溶液 1 微滴/(千克·分钟)=0.5μg/(kg·min)。

(以儿童角度来衡量这本书打开时大约是 11 英寸)

儿科外伤评分				
	+2	**+1**	**−1**	**得分**
患者体重	>20kg	10~20kg	<10kg	
气管	正常	可维持,没有侵入性操作	不可维持,需要侵入性操作	
中枢神经系统	清醒	迟钝	昏迷	
收缩压(mmHg)(或脉搏)	>90(桡动脉)	50~90(股动脉)	<50(无脉搏)	
开放性伤口	无	较小的伤口	较大的伤口或穿透伤	
骨骼	无	闭合性骨折	开放性骨折/多处骨折	
			总分=	

>12=<1%死亡率,很少或没有外伤
≤8=严重外伤;转运至儿童创伤中心
4=50%死亡率
<1=>98%死亡率

■ 骨髓内输液

注:大部分药物、血制品或液体可通过静脉注射或骨髓内注射。

1. 胫骨前内侧面、胫骨粗隆下2厘米、生长板的下面(其他位置:胫骨远端前部、内踝、髂嵴)。

2. 穿刺部位使用消毒液消毒。

3. 先将骨内穿刺针以90°恒定的压力和扭转运动,穿刺皮肤、筋膜和骨头。直接刺入稍稍远离的髌板。

4. 当到达骨髓隙时,能感到"砰"的感觉(阻力消失)。

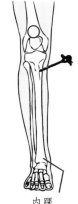

内踝

5.尝试着回抽骨髓(可能会抽到骨髓)。

6.注入液体并检查渗出液。如果穿刺部位被液体或药物浸润,停止注射;手动压迫穿刺部位,并给予加压包扎。

7.用胶带粘贴,以保证骨穿针的稳定,连接输液泵。

■ 儿科急诊 – 综合评价

气管:检查是否有气管阻塞、流涎、外伤、水肿。

呼吸:胸廓回缩? 呼吸频率? 良好的空气流动?

循环:心率? 毛细血管再充盈?

心动过缓意味着低氧血症,应给予人工通气!

精神状态:孩子的举止是否正常?

病史——现病史/发病,饮食,胃肠道习惯。检查:发热?皮肤颜色?其他发现?

休克儿童需要给予积极治疗

■ 通气。重新评估气管,尤其是转运途中。

■ 检查毛细血管血糖,考虑使用纳洛酮。

■ 静脉输液的挑战(20mL/kg,根据需要重复给药)。不要等到血压下降时再给予静脉输液,低血压是一个比较迟的讯号。

■ 迅速转运到儿童重症监护中心。

注意——并非每个伴有发热的惊厥病史都是热性惊厥。

■ 考虑脑膜炎,尤其是<2 岁的儿童(检查是否有皮疹,按压不发白)。

■ 败血症的早期症状很细微:咕噜的呼吸音、体温不稳定、低血糖、进食差等。

■ 考虑中毒。

格鲁布性喉头炎

病史——感冒或流感加重引起的夜间"犬吠样咳嗽",症状快速出现,低烧。

治疗:补液,冷雾蒸发器,雾化吸入消旋肾上腺素。肌注/静滴激素类药物。观察 6 个小时。

注意——不要检查上呼吸道。

会厌炎

病史——感冒或流感加重引发的夜间发烧。流涎,吞咽困难,症状迅速出现。

症状严重时,可能会伴发吸气性喘鸣音。

给氧,置患者于舒适体位,静脉给予抗生素。如果气管完全阻塞,使用袋装面罩给予通气,准备气管插管。考虑环甲软骨切开术。

注意——不要检查上呼吸道,此操作可能会引起整个气管的堵塞。一些会厌炎患儿病情可能会恶化非常迅速,需要人工通气、气管插管,或环甲软骨切开术。

格鲁布性喉头炎对比会厌炎

	格鲁布性喉头炎	会厌炎
年龄	<3 岁	2~6 岁
性别	男性>女性	男性和女性无差别
发病	发病缓慢(在夜间)	快速出现
感染	病毒	细菌(流感嗜血杆菌)
发热	低热	高热
呼吸	胸廓回缩	三角状:坐立,身体前倾

(待续)

（续表）

	格鲁布性喉头炎	会厌炎
呼吸音	犬吠样咳嗽	吸气性喘鸣音
声音	嘶哑	声音低沉
其他症状/体征		流涎,吞咽困难
治疗	补液,冷雾蒸发器,雾化吸入院前处理,激素类药物,消旋肾上腺素。观察 6 个小时	给氧，置患者于舒适体位，静脉给予抗生素。如果气管完全阻塞,使用袋状面罩给予通气,准备气管插管和环甲软骨切开术

由于儿童有常规流感嗜血杆菌免疫疫苗的接种,因而会厌炎不如成人发病更常见。

第 **5** 章 紧急用药

注：本章所列药物并非所有紧急用药或详细清单。如需要完整信息，请参考药物产品信息或相关的医疗资源信息。

■ 本章应用的缩写词

Drug Type——药物(白色/斜体)。

Rx——主要适应证(黑色字体)。

Contra——主要禁忌证(红色字体)。

Dosages——剂量(蓝色/粗体)。

SE——常见不良反应(绿色字体)。

Peds——儿童剂量(黑色/斜体)。

注：所有的药物、血液、血制品均可经骨髓内注射。

活性炭 ·吸附剂

主要适应证——中毒/剂量过多：1mg/kg 经口或鼻胃管。与水混合成糊状。

主要禁忌证——不要在给予土根之前服用，或与土根同时服用。

联系中毒中心寻求更多意见。

常见不良反应——便秘、黑便、腹泻。

儿童剂量——1mg/kg 经口或鼻胃管。

腺苷酸(腺苷®) ·抗心律失常药

主要适应证——阵发性室上性心动过速:6mg(2mL) 快速静脉注射,时间>1~3 秒(用 20mL 盐水大剂量冲洗,抬高静脉输液肢体)。如果 1~2 分钟内没有作用,再给 12mg,时间>1~3 秒。也可重复大剂量再次给予 12mg。

主要禁忌证——二度和三度房室传导阻滞、室颤、病态窦房结综合征。

常见不良反应——短暂节律性障碍,面红,呼吸困难,胸部紧缩感,↓心率,↓血压,头痛,恶心,支气管痉挛。

注:本药品可被茶碱拮抗,但双嘧达莫和卡马西平可增强其药效。

儿童用药——0.1~0.2mg/kg IV/IO 快速给药,最大剂量为 6mg。如果没有作用,也可使用双倍剂量(最大单位剂量为 12mg)

沙丁胺醇 0.5%(万托林®) ·支气管扩张药

主要适应证——支气管痉挛、慢性阻塞性肺气肿、哮喘:2.5mg 沙丁胺醇溶入 3mL 生理盐水,雾化吸入。

主要禁忌证——心动过速,高血压,低钾血症。

常见不良反应——心动过速,焦虑症,恶心/呕吐。

儿童用药——2.5mg 本药品溶入 3mL 生理盐水,雾化吸入。

阿替普酶(活化酶 tPA®) ·纤维蛋白分解药

主要适应证——急性心肌梗死(发病时间<12 小时):100mg 静脉注射,时间>3 小时。

100mg 溶于 100mL 灭菌注射用水中,剂量为 1mg/mL。

快速给药——1.5 小时。

■ 给予 15mg(15mL)大剂量静脉注射,时间>2 分钟。

■ 随后的 30 分钟,给予 0.75mg/kg(最大剂量为 50mg)。

- 接下来的 1 小时,给予 0.5mg/kg(最大剂量为 35mg)。

主要适应证——急性缺血性脑卒中(发病<3h):0.9mg/kg IV(最大剂量为 90mg)时间>1 小时。

- 大剂量静脉推注总剂量的 10%,时间>1 分钟。
- 在接下来的 1 小时给予剩余的 90%。

主要适应证——急性肺栓塞:100mg 静脉注射,时间>2 小时。

主要禁忌证——3 个月内曾患:脑卒中、动静脉畸形、肿瘤、近期外伤、动脉瘤、近期手术;21 天内活动性内出血;14 天内有大的手术或外伤,主动脉夹层动脉瘤,严重的高血压,已知出血性疾病,长时间的心肺复苏伴随胸外伤,7 天内腰穿,在不可按压的部位做动脉穿刺。更多有关 Stemi 纤溶协议的禁忌证,详见高级生命支持部分。

常见不良反应——再灌注性心律失常、出血、休克。

胺碘酮(可达龙®)　　·抗心律失常药

主要适应证——心脏停搏室颤/室速:300mg 静脉推注。也可每 3~5 分钟重复 150mg 静脉推注(24h 最大剂量为 2200mg)。

主要适应证——稳定且宽的 QRS 波群心动过速。

快速输注

- 150mg 静脉注射,时间> 10 分钟。也可每 10 分钟重复 150mg 静脉推注(150mg 溶于 100mL 液体;滴速 10mL/min 或 600 微滴/分钟)(最大剂量为 2200mg/24h)。

緩慢注射

- 360mg 静脉注射时间>6 小时(900mg 溶于 500mL 液体;滴速33mL/h 或 33 微滴/分钟)。

维持静滴

- 540mg 静脉注射,时间>18 小时(900mg 溶于 500mL 液体;滴速 17mL/h 或 17 微滴/分钟)。

主要禁忌证——心源性休克、心动过缓、二度或三房室传导阻滞；QT间期延长,不可用此药。

常见不良反应——血管舒张、↓血压、↓心率、房室传导阻滞、肝毒性、↑QTc间期、室颤、室速、40天半衰期。

儿童用药——5mg/kg IV/IO。

亚硝酸戊酯 · 氰化物解毒药

主要适应证——氰化物中毒：给予吸入蒸汽时间>30秒,然后给氧时间>30秒,继续重复。接着给予亚硝酸钠和硫代硫酸钠。

常见不良反应——低血压、头痛、恶心。

阿司匹林(ASA) · 抗血小板药

主要适应证——可疑急性冠脉综合征：160~325mg口服(可咀嚼儿童阿司匹林片,2~4片)。

主要禁忌证——过敏、哮喘、溃疡、胃肠道出血和其他出血性疾病。

常见不良反应——胃肠道出血。

阿替洛尔(天诺敏®) · β受体阻滞剂

主要适应证——室速、室颤、房颤、心房扑动、阵发性室上性心动过速、原发性高血压。

主要适应证——心肌挽救

■ 急性前壁心肌梗死合并高血压和心动过速

■ 大面积心肌梗死<6小时。

■ 难治的胸痛或心跳加速超过二度的交感紧张。

5mg缓慢静脉注射,时间>5分钟。观察10分钟,然后再次给予5mg缓慢静脉注射,时间>5分钟。如果10分钟内患者耐受良好,给予50mg口服,滴定法测量效果。

主要禁忌证——充血性心力衰竭、急性肺水肿、支气管痉挛、哮喘病史、↓心率、二度或三度心脏传导阻滞、心源性休克、↓血压。

常见不良反应——↓血压、充血性心力衰竭、↓心率、胸痛、头痛、恶心/呕吐。

注：钙离子阻滞剂可能会加重不良反应。

阿曲库铵（卡肌宁®）　·麻醉性用药

主要适应证——气管插管时的肌肉松弛剂。

- 0.4~0.5mg/kg 快速静脉推注；然后静脉推注 5~9μg/(kg·min)（有些患者可能需要更高的剂量）或多次快速推注 0.08~0.1mg/kg，每15~25 分钟。

主要禁忌证——不可与乳酸盐林格溶液混用。

常见不良反应——↓血压、↓心率、↑心率、呼吸困难、喘息、脸红、皮疹。

硫酸阿托品　·解除迷走神经药

主要适应证——症状性心动过缓：0.5~1mg IVP 每 3~5 分钟；总剂量最高至 0.04mg/kg，或 3mg。

主要适应证——有机磷酸酯或氨基甲酸酯杀虫剂。

中毒：1~5mg IV/IO，肌肉注射。每 5 分钟给予双倍剂量直到流涎、流泪、排尿、排便、胃肠不适、呕吐等症状消失。对于中度症状和体征，初始剂量为 2mg IV/IO，IM。

儿童用药——0.05mg/kg，每 5 分钟，直到生命体征改善。

主要适应证——哮喘：0.4~2mg 溶于 3mL 盐水中雾化吸入。

***主要适应证——快速诱导插管（儿科）**：0.02mg/kg（最小剂量为0.1mg）。*

主要禁忌证——心动过速、青光眼。

常见不良反应——瞳孔散大、↑心率、室速、室颤、头痛、口干。

10%氯化钙　　　　　　　　　　　　　•电解质

主要适应证——钙通道阻滞剂毒性、低血钙症、高钾血症、高镁血症:500~1000mg 静脉注射,时间>5~10 分钟。

主要禁忌证——室颤、洋地黄毒性、高钾血症。

常见不良反应——↓心率、↓血压、室颤、冠状动脉和脑动脉痉挛、恶心/呕吐、外渗引起的坏死。

注:在液体瓶或输液管路与碳酸氢钠混合接触会出现沉淀物。

儿童用药——10~20mg/kg(0.1~0.2mL/kg)IV/IO 缓慢给药。

10%葡萄糖酸钙　　　　　　　　　　•电解质

主要适应证——钙阻滞剂过量、低钙血症、高钾血症、高镁血症:500~1000mg 缓慢静脉注射。

主要禁忌证——室颤、洋地黄毒性、高钾血症。

常见不良反应——↓心率、↓血压、室颤、动脉痉挛、外渗引起的坏死。

注:在液体瓶或输液管路与碳酸氢钠混合接触会出现沉淀物。

儿童用药——60~100mg/kg(0.6~1mL/kg)IV/IO。

开博通(卡托普利®)　　•血管紧张素转化酶抑制剂

主要适应证——高血压、充血性心力衰竭:25mg 口服(湿润药片放于舌下)。

主要禁忌证——血管紧张素转化酶抑制剂引起的超敏反应,肾功能受损,低血压,怀孕。

常见不良反应——血管性水肿、过敏性反应、嗜中性白细胞减少症、低血压、咳嗽、皮疹。

达肝素钠(法安明®) 详见依诺肝素

丹曲林(硝苯呋海因®) ·肌肉松弛剂

主要适应证——**恶性高热危险期**:1mg/kg 快速静脉注射;也可重复给药(最大剂量为 10mg/kg)。

注:有肝脏疾病,肺功能和心功能疾病者慎用。

常见不良反应——头晕、萎靡、腹泻、头痛、头晕、震颤。

警告:不可用葡萄糖或电解质溶解。

右旋美托咪啶(艾贝宁®) ·镇静剂

主要适应证——**操作时的镇静半衰期**:6 分钟。

ICU 镇静:负荷剂量:1μg/kg 时间>10 分钟;

维持输液速度 0.2~0.7μg/(kg·h)。

最大剂量:1.5μg/(kg·h)。

主要禁忌证——输注时间不应该超过 24 小时。肾/肝功能损害和老年患者的剂量应做调整。

常见不良反应——↓血压、↓心率、呼吸抑制、房颤、窦性停搏、口干、急性呼吸窘迫综合征、激动。

$200\mu g(2mL)$溶于 0.9%NS48mL,浓度为 $4\mu g/mL$。

负荷剂量	患者体重(kg)					
	50	60	70	80	90	100
1μg/kg >10min(mL)	12.5	15	17.5	20	22.5	25
维持速度						
0.2μg/(kg·h) mL/h	2.5	3	3.5	4	4.5	5
0.4μg/(kg·h) mL/h	5	6	7	8	9	10

(待续)

（续表）

负荷剂量	患者体重(kg)					
	50	60	70	80	90	100
0.7μg/(kg·h) mL/h	8.75	10.5	12.3	14	15.8	17.5
最大输注速度						
1μg/(kg·h) mL/h	12.5	15	17.5	20	22.5	25

微滴/分钟或 mL/h

地塞米松(地凯得龙®)　　　　　　　　•抗炎药

主要适应证——脑水肿、过敏性反应、慢性阻塞性肺气肿、脊柱外伤:10~100mg IV。

主要禁忌证——不能控制的感染、结核、溃疡。

儿童用药——0.25~1mg/kg IV/IO,IM。

50%葡萄糖　　　　　　　　　　　　　•营养物

主要适应证——昏迷、低血糖症:25g(50mL)静脉注射。

常见不良反应——外渗引起组织坏死。

主要禁忌证——颅内出血、出血性脑血管意外。

地西泮(安定®)　　　　　　　•抗痉挛药/镇静剂

主要适应证——癫痫持续状态:5~10mg 缓慢静脉注射。

主要适应证——**镇静**:5~15mg 缓慢静脉注射[安定直肠给药:0.5mg/kg(2"直肠导管)。给药后再次注入 2~3mL 空气]。

主要禁忌证——头部外伤、↓血压、急性狭角青光眼。

常见不良反应——↓呼吸、↓血压、头晕、静脉刺激。

注:过量可使用氟马西尼拮抗。

地高辛(拉诺辛®)　　　　　　•抗心律失常药

主要适应证——**房颤、房扑、阵发性室上性心动过速**:0.5~1mg 静脉注射,>5 分钟

主要禁忌证——室颤、室速;肾衰竭患者禁用。如果心率<60 次/分钟,暂停给药,并咨询药师。

毒性不良反应:室颤、↑K^+、神经性厌食症、恶心/呕吐、疲劳、头痛、↓血压、皮肤苍白、视力障碍、虚弱、精神错乱、癫痫、腹泻、肠系膜缺血/肠系膜梗死。

奎尼丁、维拉帕米、胺碘酮、普罗帕酮、吲哚美辛、依曲康唑、阿普唑仑等药物,可使血清地高辛浓度升高。

儿童用药——*新生儿至 10 岁:7~15μg/kg IV(负荷剂量,15~30μg/kg IV)。*

地高辛免疫 FAB(Digifab®)　　　　•拮抗剂

主要适应证——**危及生命的洋地黄中毒。**

- 平均计量:3~5 小瓶(120~200mg)。
- 心脏骤停剂量:20 小瓶(800mg)。

小瓶剂量=(血清地高辛浓度)×体重(kg)÷100。每 40mg 小瓶剂量大约相当于 0.6mg 地高辛。每小瓶溶于 4mL 盐水中(10mg/mL),使用 0.22 微滤器输注。

血清地高辛浓度	根据患者体重所需小瓶量								
	10	20	40	50	60	70	80	90	100
1ng/mL	0.1V	0.2V	0.5V	0.5V	0.5V	1V	1V	1V	1V
2ng/mL	0.2V	0.4V	1V	1V	1V	2V	2V	2V	2V
4ng/mL	0.4V	0.8V	2V	2V	3V	3V	3V	3V	3V

(待 续)

（续表）

血清地高辛浓度	根据患者体重所需小瓶量								
	10	20	40	50	60	70	80	90	100
8ng/mL	0.8V	1.6V	3V	4V	5V	5V	7V	7V	8V
12ng/mL	1.2V	2.4V	5V	6V	7V	9V	10V	11V	12V
16ng/mL	1.6V	3.2V	7V	8V	10V	11V	13V	14V	15V
20ng/mL	2V	4V	8V	10V	12V	14V	16V	18V	20V

主要禁忌证——心脏功能和肾功能受损应慎用。

常见不良反应——监测全身反应、血压、心电图,给药时及给药后,血清 K+浓度。

注: 在 Digibind 疗法中,血清地高辛浓度会升高。不能使用此表作为治疗指南。

地尔硫草(卡地赞姆®)　•抗心律失常药

主要适应证——阵发性室上性心动过速、快速型心房颤动、房扑。

■0.25mg/kg IV/IO 缓慢给药,时间>2 分钟;如果 15 分钟没有做增加剂量至 0.35mg/kg IV/IO 缓慢给药,时间>2 分钟。

地尔硫草快速注射	快速推注剂量(根据患者的体重)					
	50	60	70	80	90	100
第 1 次剂量:0.25mg/kg	2.5mL	3mL	3.5mL	4mL	4.5mL	5mL
第 2 次剂量:0.35mg/kg	3.5mL	4.2mL	4.9mL	5.6mL	6.3mL	7mL

■静滴:10~15mg/h(部分患者为 5mg/h)。125mg(25mL)溶于 100mL 溶液中(1mg/mL)静滴,滴速如下。

地尔硫草静滴			
mg/h	5mg	10mg	15mg
微滴/分钟	5 滴	10 滴	15 滴

主要禁忌证——二度或三度房室传导阻滞、↓血压、病态窦房结综合征、室速；预激综合征或短 PR 间期伴房颤或房扑。不可与口服 β 阻滞剂同用。不可与呋塞米同一静脉通路(先冲洗)。

常见不良反应——低血压、心动过缓、头痛、恶心/呕吐、充血性心力衰竭、头晕、无力、地尔硫草↑血清地高辛水平。

苯海拉明(苯那君®)　　　　　　　　　　·抗组胺药

主要适应证——过敏反应、锥体外系症状:25~50mg IV 或深部 IM。

主要禁忌证——哮喘、怀孕，或哺乳期女性。

常见不良反应——镇静、视物模糊、抗胆碱能作用。

儿童用药——1~2mg/kg IV/IO 缓慢给药或 IM。

多巴酚丁胺(杜丁胺®)　　　　　　　　　　·强心药

主要适应证——充血性心力衰竭:2~20μg/(kg·min)

250mg 溶于 5%葡萄糖 250mL(1mg/mL)，滴速如下:

μg/(kg·min)	2.5	5	10	20	30	40	50	60	70	80	90	100
					患者体重(kg)							
2μg	*	*	1	2	4	5	6	7	8	10	11	12
5μg	*	1.5	3	6	9	12	15	18	21	24	27	30
10μg	1.5	3	6	12	18	24	30	36	42	48	54	60
15μg	2	5	9	18	27	36	45	54	63	72	81	90
20μg	3	6	12	24	36	48	60	72	84	96	108	120

微滴/分钟或 mL/h

主要适应证——心动过速，肥厚型心肌病，血容量不足，中毒引发的休克，休克且血压<100mmHg。

常见不良反应——心动过速、室速、室颤、高血压、恶心/呕吐、头痛、急性心肌梗死。

儿童用药——对于儿童输液,详见儿科部分,儿童药物输注。

多巴胺(干扰平®)　　　　　　　　　　·强心药

- 主要适应证——低血压、心动过缓:2~20µg/(kg·min)
- 肾剂量:2~5µg/(kg·min)
- 心肌变力性剂量:5~10µg/(kg·min)
- 加压剂量:>10µg/(kg·min)

400mg 溶于 5% 葡萄糖(1600µg/mL),滴速如下:

µg/(kg·min)	患者体重(kg)										
	2.5	5	10	20	30	40	50	60	70	80	90	100
2µg	*	*		1.5	2	3	4	5	5	6	7	8
5µg	*	1	2	4	6	8	9	11	13	15	17	19
10µg	1	2	4	8	11	15	19	23	26	30	34	38
15µg	1.4	3	6	11	17	23	28	34	39	45	51	56
20µg	2	4	8	15	23	30	38	45	53	60	68	75

微滴/分钟或 mL/h

主要禁忌证——↑心率,高血压。如患者使用单胺氧化酶抑制剂,剂量降至 1/10。

主要不良反应——心动过速、室速、室颤、高血压、恶心/呕吐、头痛、局部缺血、急性心肌梗死。

注:药物外渗引起的组织坏死;与酚丁胺合用引起组织渗透坏死。

氟哌利多(依乃辛®)　　　　　　　　　·镇静剂

主要适应证——急性兴奋的治疗:0.625~10mg IV/IO 缓慢给药;维持剂量:1.25~2.5mg 肌内注射。

主要禁忌证——肾或肝脏疾病、QT 间期延长。

常见不良反应——↓血压、心动过快、呼吸暂停、锥体外系症状、室速(尖端扭转型)。

儿童剂量——2~12 岁:0.1~0.15mg/kg IV,IO,IM。

依那普利拉(泛利尿®)　·血管紧张素转化酶抑制剂/抗高血压药

主要适应证——高血压、急性心肌梗死、充血性心力衰竭:0.625~1.25mg IV 缓慢给药(如果患者正在服用利尿剂则需降低剂量)。如果没有反应,在 1 小时内重复给药 1 次,然后每 6 小时给予 1.25mg 静脉注射。

主要禁忌证——肾功能损害、怀孕、哺乳。

主要不良反应——头痛、头晕、疲乏、↓意识水平、呼吸困难、↓血压、心绞痛。

依诺肝素(洛文诺斯®)

详见肝素——低分子量。

肾上腺素(Adrenalin®)　·拟交感神经药

主要适应证——过敏反应:0.3~0.5mg(0.3~0.5mL 1:1000)SQ。

儿童用药——0.01mg/kg(0.01mL/kg)SQ(最大剂量,0.5mg)。

主要适应证——过敏反应:0.3~0.5mg(3~5mL 1:10 000)IV。

主要适应证——哮喘:0.3~0.5mg(0.3~0.5mL 1:1000)SQ。

主要适应证——心动过缓/低血压:2~10μg/min IV。

1mg 肾上腺素溶于 250mL 5%葡萄糖:

肾上腺素滴速

μg/min	2	3	4	5	6	7	8	9	10
微滴/分钟	30	45	60	75	90	105	120	135	150

主要适应证——**心搏骤停**：1mg IV/IO 每 3~5 分钟。

心搏骤停替代剂量。

■ **高剂量**：0.2mg/kg 静脉推注。

■ **气管内剂量**：2~2.5mg 每 3~5 分钟。

主要禁忌证——心动过速、重症冠心病。

常见不良反应——心动过速、室速、心绞痛合并室颤、高血压、恶心/呕吐、焦虑。

埃替非巴肽（依替巴肽®）

详见糖蛋白 Ⅱb/Ⅲa 受体抑制剂。

艾司洛尔（普莱洛克®）　　　　　·抗心律失常药

主要适应证——**室上性心动过速、房颤/房扑**：250~500μg/(kg·min)。以 25~50μg/(kg·min) 的滴速静滴 4 分钟，也可按 25~50μg/(kg·min) 的剂量增加[最大剂量为 300μg/(kg·min)]。

2.5g 艾司洛尔溶于 250mL 5% 葡萄糖中：

μg/(kg·min)	患者体重(kg)								
	40	50	60	70	80	90	100	110	120
250μg	60	75	90	105	120	135	150	165	180
500μg	120	150	180	210	240	270	300	330	360
25μg	6	7.5	9	10.5	12	13.5	15	16.5	18
50μg	12	15	18	21	24	27	30	33	36
100μg	24	30	36	42	48	54	60	66	72
150μg	36	45	54	63	72	81	90	99	108
200μg	48	60	72	84	96	108	120	132	144
300μg	72	90	108	126	144	162	180	198	216

微滴/分钟或 mL/min

主要禁忌证——↓心率、二度或三度房室传导阻滞、休克、充血性心力衰竭、慢性阻塞性肺气肿、哮喘。

常见不良反应——↓血压、↓心率、头晕、胸痛、头痛、支气管痉挛。钙阻滞剂加重不良反应。

依托咪酯(酰胺化物®) ·镇静剂/安眠药

主要适应证——**快速诱导插管镇静剂：0.3mg/kg IV 缓慢给药。**

主要禁忌证——患者<10 岁、孕妇不可使用氯胺酮，以及有免疫抑制、败血症、移植的患者。

常见不良反应——呼吸暂停、心动过缓、↓血压、心律失常、恶心呕吐。

芬太尼(亚离迷®) ·麻醉性镇痛药

主要适应证——**止痛：50~100μg IM/IV 缓慢给药。**

主要禁忌证——使用单胺氧化酶抑制剂，哮喘，重症肌无力。

常见不良反应——↓意识水平、↓血压、恶心/呕吐、心动过缓、呼吸暂停。

芬太尼, 25 000μg/250mL			
μg/h	mL/h	μg/h	mL/h
20	2	60	6
25	2.5	65	6.5
30	3	70	7
35	3.5	75	7.5
40	4	80	8
45	4.5	85	8.5
50	5	90	9
55	5.5	95	9.5

儿童用药——*1~3 岁：2~3μg/kg IV 每 1~4 小时，必要时。*

3~12 岁：1~2μg/kg IV 每 1~4 小时，必要时。

>12 岁：0.5~1μg/kg IV 每 1~4 小时，必要时。

氟马西尼(氟马泽尼®) ·解毒剂

主要适应证——苯二氮䓬类药物过量:0.2mg IV/IO;重复给药 0.3mg IV/IO,然后 0.5mg IV/IO。如果给药 5mg 患者仍无反应,很可能不是苯二氮䓬类药物过量。

警告:依赖二苯氧代乙醇及使用抗抑郁药药物过量的患者很可能会引发癫痫。

主要不良反应——癫痫、恶心/呕吐、躁动、戒断反应、↑中心静脉压。注意药物的镇静作用。

儿童用药——0.01mg/kg IV/IO,单次剂量最高达 0.2mg,必要时,每分钟重复给药一次(最大总剂量为 1mg)。

磷苯妥英(Cerebyx®) ·抗痉挛药

主要适应证——癫痫持续状态:15~20mg PE/kg IV,IM (苯妥英等价物)。滴注速度 100~150mg PE/min。

维持剂量:100mg PE/kg,每 8 小时。

主要禁忌证——严重心动过缓、心脏传导阻滞、低血压、卟啉症、肾脏或肝脏疾病。

常见不良反应——耳鸣、头晕、嗜睡、头痛、感觉异常、皮肤瘙痒。

儿童用药——20mg PE/kg,IV,IO,IM。

呋喃苯氨酸(呋塞米®) ·利尿剂

主要适应证——充血性心力衰竭伴肺水肿、高血压危象:0.5~1mg/kg IV/IO(最大剂量为 2mg/kg)。

主要禁忌证——脱水、低钾血症、肝性昏迷、无尿。

常见不良反应——低钾血症、低血压、脱水。

儿童用药——1mg/kg IV/IO 缓慢给药。

胰高血糖素 ·血糖升高药

主要适应证——低血糖症:0.5~1mg(或单位)IM,SQ,IV。如果患者是清醒的且能进食,给予碳水化合物,如适当进食,橘子汁,或 50% 葡萄糖。

主要适应证——钙通道 β 受体阻滞剂过量:5~10mg IV,时间>1 分钟,然后给予静滴:1~10mg/h。

儿童用药——0.5~1mg IV/IO,IM,SQ。

糖蛋白Ⅱb/Ⅲa 受体抑制剂 ·抗血小板药

主要禁忌证——活动性出血;手术或外伤<6 周;出血倾向。有以下病史:脑出血、癌症、动静脉畸形、动脉瘤、脑血管意外<30 天;主动脉夹层;心包炎;严重高血压;使用其他糖蛋白Ⅱb/Ⅲa 受体抑制剂;血小板<150 000/mL。

常见不良反应——出血、过敏、心律失常、血小板减少。

阿昔单抗(里欧普®)

与血小板结合 48 小时。

主要适应证——急性冠脉综合征,不稳定型心绞痛、经皮冠状动脉介入治疗:0.25mg/kg IV,然后 0.125μg/kg 静滴(最大剂量 10μg/min)。与肝素同时使用。9mg(4.5mL)溶于 250mL 溶液中,静滴,滴速如下:

	患者体重(kg)					
	50	60	70	80	90	100
滴速:0.125μg/(kg·min)	10.4	12.5	14.6	16.7	17	17

微滴/分钟或 mL/h

埃替非巴肽(依替巴肽®)

血小板在 4~8 小时恢复。

主要适应证——急性冠脉综合征或经皮冠脉介入治疗:180μg/kg 快速静脉推注，然后以 2μg/(kg·min) 的速度静脉滴注（如果酸酐 2~4mg/dL，则给予 1μg/(kg·min)静脉滴注）。

静滴:使用预混合瓶剂;75mg/100mL(0.75mg/mL)。

	患者体重(kg)					
	50	60	70	80	90	100
滴速:2μg/(kg·min)	8 滴	9.6 滴	11 滴	13 滴	14.4 滴	16 滴

微滴/分钟或 mL/min

替罗非班(欣维宁®)

血小板在 4~8 小时内恢复。

主要适应证——急性冠脉综合征:经皮冠脉介入治疗术后,0.4μg/(kg·min) IV 缓慢给药,时间>30 分钟;然后以 0.1μg/(kg·min)的速度 IV 12~24 小时。如果肾功能不全(肌酐清除率<30),剂量减半。

25mg 溶于 500mL 的 5%葡萄糖或生理盐水(50μg/mL),滴速如下:

	患者体重(kg)					
	50	60	70	80	90	100
负荷剂量:0.4μg/(kg·min)	24 滴	29 滴	34 滴	38 滴	43 滴	48 滴
滴速:0.1μg/(kg·min)	6 滴	7 滴	8 滴	10 滴	11 滴	12 滴

微滴/分钟或 mL/h

氟哌啶醇(氟哌丁苯®) ·抗精神病药/安定药

主要适应证——精神分裂症、躁狂症、精神病:2.5~5mg IV/IM。
重复使用最大剂量为 10mg。

主要禁忌证——帕金森病。

常见不良反应——迟发性运动障碍、肌肉收缩药/肌肉震颤、神经阻滞剂恶性综合征、抑郁、失眠症。

儿童用药——*年龄为 3~12 岁:0.05mg/kg IV(最大剂量为 2.5mg)。*

肝素——普通肝素　　　　　　　　　　·抗凝剂

主要适应证——**急性心肌梗死、静脉血栓**:60 国际单位/千克 IV(最大静脉推注剂量为 4000 国际单位)。然后,以 12 国际单位/(千克·小时)静脉滴注(最大剂量为 1000 国际单位/小时)(保持部分凝血酶时间 1.5~2 倍,时间为 50~70 秒)。

肝素快速推注要注意。

	患者体重(kg)					
	50	60	70	80	90	100
快速推注剂量	3000U	3600U	4000U	4000U	4000U	4000U

肝素滴注

25 000 国际单位溶于 500mL 5%葡萄糖中(50 国际单位/毫升),滴速如下:

	患者体重(kg)					
	50	60	70	80	90	100
静脉滴速:12 国际单位/(千克·小时)	12 滴	14 滴	17 滴	19 滴	20 滴	20 滴

微滴/分钟或 mL/h

主要适应证——血小板减少症、出血性脑卒中、动脉瘤、严重高血压、出血(DIC 除外)、血小板<100 000/mL。

常见不良反应——出血、过敏、血小板减少症、瘙痒。

肝素拮抗剂——鱼精蛋白,25mg IV,时间>10 分钟(1mg 鱼精蛋白可中和 100 国际单位肝素)。

儿童用药——*快速静脉推注:50 国际单位/千克;静滴:10~20 国际单*

位/(千克·小时)。

肝素——低分子量:达肝素钠(法安明®),依诺肝素(克赛®)

主要适应证——急性冠脉综合征、无 Q 波心肌梗死。

主要禁忌证——过敏症、对猪肉产品过敏、血小板减少症、出血。

常见不良反应——出血、过敏、血小板减少症、瘙痒。

达肝素钠(法安明®)

120 国际单位/千克 SQ,2 次/天,2~8 天(与阿司匹林合用)。

依诺肝素(洛文诺斯®)

1mg/kg SQ,2 次/天,2~8 天(与阿司匹林合用)。

伊布利特(卡沃特®)　　　　　·抗心律失常药

主要适应证——房颤、房扑:1mg IV 缓慢给药,时间>10 分钟。如果患者体重<60kg,给予 0.01mg/kg IV 缓慢给药,时间>10 分钟。10 分钟内可重复给药。

主要禁忌证——不可与 Ⅰa 抗心率失常药合用,如丙吡胺、奎尼丁、普鲁卡因胺、Ⅲ类抗心律失常药、胺碘酮和索他洛尔。QT 间期延长慎用如下药物:吩噻嗪类、三环类抗抑郁药、H1 受体阻滞剂。

常见不良反应——室性早搏、室速、低血压、心脏传导阻滞、恶心、头痛、心动过速、QT 间期延长、扭转性室速、高血压。

0.02%异丙托铵(定喘乐®)　　　　·支气管扩张剂

主要适应证——支气管痉挛、慢性阻塞性肺病、哮喘:0.5mg(抽取2.5mL)雾化吸入(与沙丁胺醇联合应用),可重复给药一次。

主要禁忌证——青光眼。

常见不良反应——口干、头痛、咳嗽。

儿童用药——0.25~0.5mg。

氯胺酮(凯他那®)　　　　　　　•麻醉剂/镇痛剂

主要适应证——麻醉:2mg/kg IV 每 10~20 分钟（或每 12~25 分钟 10mg/kg IM）。

主要禁忌证——高血压危象、过敏。

常见不良反应——高血压、呼吸抑制、↑心率、幻觉、谵妄、困惑。

酮咯酸(痛力克®)　　　　　　•非甾体类抗炎镇痛药

主要适应证–麻醉:15~30mg IV 或 30~60mg IM。

主要禁忌证——肾脏病、分娩,对阿司匹林或其他非甾体消炎药过敏。肾脏或肝脏疾病慎用,以及慢性阻塞性肺病、哮喘、溃疡、出血性疾病、使用华法林、高龄、糖尿病。

常见不良反应——恶心、胃肠道出血、水肿、高血压。

拉贝洛尔(乐莫丁®)　　　　　　　•抗高血压药

主要适应证——严重高血压(选择快速推注负荷剂量或输注负荷剂量)。

- **快速推注负荷剂量**:20mg 静脉注射超过 2 分钟。也可每 10 分钟重复双倍剂量——40mg、80mg、160mg,总剂量最高至 300mg。
- **输注负荷剂量**:200mg(40mL)溶于 160mL5% 葡萄糖,浓度为 1mg/mL。初始滴速为 2mg/min,然后以滴定法测量血压。

警告:两次剂量之间每隔 5 分钟检查血压 1 次。

拉贝洛尔(1mg/mL)			
mg/min	2mg	4mg	6mg
微滴/分钟(mL/h)	120 滴	240 滴	360 滴

主要禁忌证——哮喘、心力衰竭、二度或三度房室传导阻滞、严重心动过缓、心源性休克、低血压。

常见不良反应——低血压、恶心、头晕、呼吸困难。

2%利多卡因(赛罗卡因®) ·抗心律失常药

主要适应证——**心脏骤停室速/室颤**:1~1.5mg/kg 静脉推注;每 5~10 分钟可重复静脉推注一次 0.5~0.75mg/kg(最大剂量为 3mg/kg)。气管插管剂量:2~4mg/kg。

主要适应证——**有脉室速**:1~1.5mg/kg IVP;然后以每 5~10 分钟 0.5~0.75mg/kg 滴速,最高至 3mg/kg。静滴开始时间越早越好。

主要适应证——**室性早搏**:0.5~1.5mg/kg IV;然后以每 5~10 分钟 0.5~0.75mg/kg 滴速,最高至 3mg/kg。静滴开始时间越早越好。

静滴:1~4mg/min。

1g 溶于 250mL 5%葡萄糖,滴速如下:

利多卡因(4mg/mL)				
mg/min	1mg	2mg	3mg	4mg
微滴/分钟	15 滴	30 滴	45 滴	60 滴

肌肉注射剂量:10%溶液 300mg (4mg/kg)IM。

主要禁忌证——二度或三度房室传导阻滞、低血压、阿-斯综合征。如果患者年龄>70 岁,有肝脏疾病、充血性心力衰竭或休克,应减少,维持 50%滴速。

常见不良反应——癫痫、口齿不清、意识状态改变、↓心率、恶心/呕吐、耳鸣。

赖诺普利(普尼尔®) ·血管紧张素转化酶抑制剂/抗高血压药

主要适应证——**高血压、急性心肌梗死**:5~10mg 口服。

主要禁忌证——肾功能损害、血管性水肿、怀孕、血容量不足。

常见不良反应——头痛、头晕、疲倦、恶心、↓血压。

劳拉西泮(安定文®)　　　　　·抗痉挛药/镇静剂

主要适应证——癫痫持续状态:2~4mg IV/IM 缓慢给药。
主要适应证——焦虑症,镇静:0.05mg/kg 肌内注射,最高剂量为 4mg。
主要禁忌证——-急性窄角性青光眼,怀孕。
常见不良反应——呼吸暂停、恶心/呕吐、昏睡、躁动、谵妄、↓血压。
重点:为患者做好气管插管的准备。
注:用药过量可使用氟马西尼拮抗。
儿童用药——0.05~0.1mg/kg IV/IO 缓慢给药或 IM(最大剂量为 2mg)。

10%硫酸镁　　　　　　　　　　·电解质

主要适应证——心脏骤停(尖端扭转型室速、低镁血症):1~2g 静脉推注(5~10g 必要时)
主要适应证——尖端扭转型有脉室速:1~2g 静脉注射时间>59~60分钟(溶于 5%葡萄糖 50mL)。以 0.5~1g/h 静脉滴注,然后以滴定法测定。
主要适应证——急性心肌梗死:1~2g 静脉注射>5~60 分钟 (溶于5%葡萄糖 50mL)。开始静滴:0.5~1g/h;静滴时间最长至 24 小时。
主要适应证——癫痫,二度子癫:1~4g IV 缓慢给药。
主要禁忌证——肾脏疾病,心脏传导阻滞,高镁血症。
常见不良反应——低血压、心跳停止、心搏停止、呼吸抑制和中枢神经系统抑制、面红、出汗。
儿童用药——25~50mg/kg IV/IO 10~20 分钟(最大剂量为 2g)。

20%甘露醇　　　　　　　　　　·渗透性利尿剂

主要适应证——脑水肿伴随颅内压↑:1~2g/kg IV, 时间>30 分钟。如果没有效果,可重复给药。考虑使用 3%高渗盐水代替甘露醇。
主要禁忌证——肾脏疾病、严重脱水、严重心脏疾病、肺水肿。

常见不良反应——充血性心力衰竭、酸中毒、癫痫、胸痛、↑心率、电解质耗竭、脱水、↓血压、昏迷、高渗透压、头痛。

儿童用药——1g/kg IV/IO 缓慢给药,时间>30 分钟。

哌替啶(杜冷丁®)　　　　　　　　　　·镇痛剂

主要适应证——镇痛:50~100mg IM,SQ 或 IV 缓慢给药。

主要禁忌证——患者接受单胺氧化酶抑制剂治疗。

常见不良反应——镇静、呼吸暂停、低血压、↑颅内压、恶心/呕吐、↑心率。

儿童用药——1mg/kg IV/IO,IM,SQ。

重点:静脉注射前要稀释。

5%异丙喘宁(奥西那林®)　　　　·支气管扩张剂

主要适应证——二度支气管痉挛、慢性阻塞性肺病、哮喘:10~15mg(0.2~0.3mL)溶于 3mL 生理盐水,雾化吸入。

主要禁忌证——快速性心律失常。

常见不良反应——↑心率、焦虑、恶心/呕吐。

儿童用药——<2 岁=0.1mL;2~9 岁=0.2mL;>9 岁=0.3mL。

甲泼尼龙(美卓乐®)　　　　　　　　　·类固醇

主要适应证——哮喘:2mg/kg IV。

主要适应证——脊髓损伤:30mg/kg IV。

- **初始剂量**:30mg/kg (每只瓶剂以 10mL 稀释剂稀释, 然后, 加入 50~100mL 生理盐水或 5%葡萄糖溶液中)。

- **输注**:5.4mg/(kg·h)时间>23h,加入 500 或 1000mL 5%葡萄糖。快速静脉推注 45 分钟,然后输注时间>23 小时。

主要禁忌证——胃肠道出血、糖尿病、癫痫、系统性真菌感染。

常见不良反应——欣快、消化性溃疡、高糖血症、低钾血症。

儿童用药——哮喘:2mg/kg IV,IO,IM。

儿童用药——脊髓损伤:30mg/kg IV,IO,IM。

美托洛尔(诺普色®)　•β 受体阻滞剂

主要适应证——房颤、房扑、阵发性室上性心动过速:
每 2~5 分钟给药 2.5~5mg(最大剂量为 15mg)。

主要适应证——心肌梗死:5mg IV 缓慢给药,时间>2~5 分钟,每 5
分钟重复给药 1 次,总剂量达 15mg。然后,每 6 小时给予口服
50mg,持续 48 小时,此后增加至 100mg,1 日 2 次。

主要禁忌证——充血性心力衰竭、急性肺栓塞、支气管痉挛、心动过
缓、低血压、心脏肥大、甲状腺功能减退、哮喘病史。

常见不良反应——↓血压、充血性心力衰竭、支气管痉挛、↓心率、
胸痛、头痛、恶心/呕吐。

注:钙离子阻滞剂可能会加强不良反应。

咪达唑仑(弗塞得®)　•镇静剂

主要适应证——癫痫:5~15mg IV 缓慢给药,滴定法测量患者反
应。10~15 分钟内可重复给药。

主要适应证——镇静:1~2mg IV,时间>1~2 分钟,滴定法测量作用。
可在 2~5 分钟内重复给药(最大总剂量为 5mg)。

主要禁忌证——急性狭角青光眼、休克。

常见不良反应——呼吸抑制、呼吸暂停、↓血压、↓心率、头痛、恶心/
呕吐。

可同时静脉注射给予氟马西尼。

儿童用药——痉挛:0.15mg/kg IV。

*儿童用药——镇静:>6 个月至大龄儿童:0.05~0.1mg/kg IV 缓慢给
药,滴定法测量作用。*

甲氰吡酮(米力农) 　　　　　强心药/血管扩张剂

主要适应证——充血性心力衰竭:50μg/kg,时间>10 分钟。
使用预先混合好的药物或将 20mg(20mL)溶于 80mL5%葡萄糖中,
浓度为 200μg/mL。

药物负荷剂量						
	患者体重(kg)					
	50	60	70	80	90	100
负荷剂量 50μg/kg	12.5mL	15mL	17.5mL	20mL	22.5mL	25mL
微滴/分钟	75 滴	90 滴	105 滴	120 滴	135 滴	150 滴
10min						

维持剂量:0.375~0.75μg/(kg·min)。根据需要每 15~30 分钟给予滴定
式输液、0.125μg/(kg·min)[每日最大剂量为 1.13mg/(kg·d)]。

甲氧吡水圆维持输注量						
	患者体重(kg)					
	50	60	70	80	90	100
0.375μg/(kg·min)	5.6	6.8	7.9	9	10.1	11.3
0.5μg/(kg·min)	7.5	9	10.5	12	13.5	15
0.625μg/(kg·min)	9.4	11.3	13.1	15	16.9	18.8
0.75μg/(kg·min)	11.3	13.5	15.8	18	20.3	22.5

微滴/分钟或 mL/h

主要禁忌证——主动脉瓣或肺动脉瓣疾病,肾功能/肝功能受损,怀
孕,哺乳期。肾功能不全者应减少维持滴注速度。

常见不良反应——低血压、头痛、心绞痛、心律失常。

***儿童用药——**50~75μg/kg IV/IO 缓慢给药。静滴:0.5~0.75μg/(kg·min)。*

硫酸吗啡　　　　　　　　　　·镇痛剂

主要适应证——阵痛、肺水肿:2~5mg IV,M,SQ。

可每 5 分钟重复给药 1 次,最高剂量为 10mg。

主要禁忌证——头部外伤、慢性阻塞性肺病加重、低呼吸功、低血压、急腹症、意识水平↓、分娩。

注:用药过量可使用纳洛酮拮抗。

常见不良反应——呼吸抑制、↓血压、↓意识水平、恶心/呕吐、↓心率。

儿童用药——0.1~0.2mg/kg IV/IO,IM,SQ。

烯丙羟吗啡酮(纳洛酮®)　　·麻醉药品拮抗剂

主要适应证——鸦片过量;昏迷:0.4~2mg IV/IO,IM,SQ,ET,IN。

必要时,每 2~3 分钟重复给药 1 次,最高剂量达 10mg。

主要禁忌证——如果母亲对毒品成瘾,新生儿不可用此药;可能会导致戒断反应。

常见不良反应——成瘾患者的戒断反应、急性肺水肿、恶心/呕吐、↓血压、高血压、癫痫。

奈西立肽(Natrecor®)　　　　·血管扩张剂

主要适应证——充血性心力衰竭:2µg/kg IV,继续给药速度为 0.01µg/(kg·min) [0.1mg/(kg·h)]。

1.5mg 溶于 250mL 5%葡萄糖或生理盐水,浓度为 6µg/mL。

快速静脉注射						
患者体重(kg)	60	70	80	90	100	110
单位剂量	20mL	23mL	27mL	30mL	3mL	37mL

静脉输注						
患者体重(kg)	60	70	80	90	100	110
静脉滴注 0.1mL/(kg·h)	6 滴	7 滴	8 滴	9 滴	10 滴	11 滴

微滴/分钟或 mL/h

主要禁忌证——低血压、心源性休克、瓣膜狭窄、低心脏充盈压。

常见不良反应——低血压、氮质血症、头痛、焦虑、恶心/呕吐、心动过速、高血压。

尼卡地平(卡丁®)　·钙离子阻滞剂

主要适应证——高血压：5~20mg/h。50mg 溶于 230mL 5%葡萄糖,浓度为 200μg/mL。滴速为 25~100mL/h。

尼卡地平滴速(200μg/mL)				
mg/h	5mg	10mg	15mg	20mg
mL/h	25mL	50mL	75mL	100mL

主要禁忌证——低血压、主动脉狭窄。肾衰竭或肝功能不良者慎用。

警:不可与乳酸钠林格混合。

常见不良反应——水肿、低血压、头晕、头痛、心跳加速、恶心/呕吐、面部潮红、静脉刺激。每 12 小时更换静脉穿刺点。

硝酸盐　·血管扩张剂

主要适应证——急性冠状动脉综合征、心绞痛、高血压、充血性心力衰竭伴急性肺栓塞。

主要禁忌证——↓血压,血容量不足,颅内出血,主动脉瓣狭窄,右心室梗死,严重的心动过缓或心动过速,近期使用伟哥、西历士或艾力达,↑颅内压,心包填塞。

常见不良反应——头痛、低血压、晕厥、心动过速、面部潮红。

硝酸甘油控释片(Nitrostat®)

0.3~0.4mg 舌下含服,3~5 分钟可重复给药(最大剂量 3 次)。保证适当的血压。

硝酸甘油贴剂(Nitro-Bid®)

1~2cm 贴剂(6~12mg)局部使用。

硝酸甘油喷雾剂(Nitrolingual®)

1~2 喷雾剂(0.4~0.8mg)舌下给药。

警:不可摇晃容器。

硝酸甘油注射剂(Tridil)

10~20µg/min。每 5 分钟增加剂量 5~10µg/min,直到达到预期效果。

25mg 溶于 250mL 5%葡萄糖,浓度为 100µg/mL,滴速如下:

剂量 µg/min	滴/分钟 (或 mL/h)	剂量 µg/min	滴/分钟 (或 mL/h)
5	3	110	66
10	6	120	72
20	12	130	78
30	18	140	84
40	24	150	90
50	30	160	96
60	36	170	102
70	42	180	108
80	48	190	114
90	54	200	120
100	60		

注:使用玻璃液体瓶和非-PVC 静脉输液管路。

硝普钠(尼普锐得®) ·血管扩张药

主要适应证——高血压危象,充血性心力衰竭:0.1~10µg/(kg·min)。开始以 0.1µg/(kg·min)的滴速,每 3~5 分钟用滴定法测量效果,直到达到预期效果。

50mg 溶于 250mL 5% 葡萄糖中(200µg/mL),滴速如下:

µg/(kg·min)	患者体重(kg)										
	2.5	5	10	20	30	40	50	60	70	80	90	100
0.1µg	*	*	0.3	0.6	0.9	1.2	1.5	1.8	2	2.4	2.8	3
0.5µg	*	*	1.5	3	4.5	6	7.5	9	10	12	14	15
1µg	*	1.5	3	6	9	12	15	18	21	24	27	30
2µg	1.5	3	6	12	18	24	30	36	42	48	54	60
4µg	3	6	12	24	36	48	60	72	84	96	108	120
8µg	6	12	24	48	72	96	120	144	168	192	216	240
10µg	7.5	15	30	60	90	120	150	180	210	240	270	300

微滴/分钟或 mL/h

主要禁忌证——代偿性高血压、低血压、主动脉狭窄,近期(24 小时内)使用伟哥、西历士或艾力达。

常见不良反应——低血压、心跳过速、硫氰酸盐毒副反应、低氧血症、二氧化碳潴留、头痛、恶心/呕吐。

注:将输液袋用箔纸或其他不透明包装包裹。

*__儿童用药__——对于儿童液体输注,详见儿科药物输液部分。

一氧化二氮(笑气®) ·镇痛剂

主要适应证——镇痛/镇静:面罩给药,允许患者自己可手持面罩。

主要禁忌证——↓意识水平、发绀、急腹症、休克、↓血压、气胸、胸部创伤、患者需要>50%的氧气。

常见不良反应——嗜睡、欣快、呼吸暂停、恶心/呕吐。

注：患者区域具备良好的通风条件。

去甲肾上腺素（酸式酒石酸降肾上腺素®）·血管加压药

主要适应证——心源性休克、感染性休克、神经源性休克：0.5~30µg/min。4mg 溶于 250mL 5%的葡萄糖中（16µg/mL）。

剂量 µg/min	滴/分钟 （或 mL/h）	剂量 µg/min	滴/分钟 （或 mL/h）
0.5cg=	2	12µg=	45
1µg=	4	13µg=	49
2µg=	8	14µg=	53
3µg=	11	15µg=	56
4µg=	15	16µg=	60
5µg=	19	17µg=	64
6µg=	23	18µg=	68
7µg=	26	19µg=	71
8µg=	30	20µg=	75
9µg=	34	25µg=	94
10µg=	38	30µg=	113
11µg=	41		

主要禁忌证——低血容量（若血容量恢复可作为临时用药）、肠系膜或周围血管血栓、缺血性心脏疾病。

常见不良反应——心动过速、室速、室颤、高血压、恶心/呕吐、急性心肌梗死、缺血、肾灌注量减少、↓尿排出量。

注：外渗引起组织坏死——给予酚妥拉明：5~10mg 溶于 10~15mL 生理盐水。

儿童用药——*0.1~2µg/(kg·min)，滴定法监测作用。*

昂旦司琼(枢复宁®)   ·止吐药

主要适应证——**恶心和呕吐**:4~8mg IV,或 IM 缓慢给药,或 8mg 口服。

主要禁忌证——对多拉司琼、格雷司琼过敏。与碳酸氢盐合用会出现沉淀物。

常见不良反应——头痛、腹泻、发热、头晕、疼痛、癫痫、椎体外系症状、QT 间期延长。

儿童用药——0.1mg/kg IV/IO 缓慢给药或 IM(最大剂量为 4mg)。

缩宫素(催产素®)   ·增强子宫收缩

主要适应证——**产后出血**:胎盘排出后,肌肉注射 10 个单位,或 10~40 单位溶于 1000mL 平衡盐溶液和滴定法给药以控制子宫出血。

主要禁忌证——用药前排除多胎。

常见不良反应——高血压、心律失常、恶心/呕吐、过敏反应。

溴化双哌雄双酯(巴夫龙®)   ·麻醉剂

主要适应证——**气管插管时的麻醉诱导**:

0.04~0.1mg/kg 静脉推注 (起效时间:3 分钟;恢复时间:30~45 分钟)。维持剂量:每 60 分钟 0.01mg/kg。

主要禁忌证——早期妊娠;新生儿及重症肌无力应减少剂量。

常见不良反应——呼吸暂停、长期瘫痪、心跳过速、低血压、高血压。

苯巴比妥(鲁米那®)   ·抗痉挛药

主要适应证——**癫痫持续状态**:10~20mg/kg IV/IM 缓慢给药。

主要禁忌证——卟啉症、肺功能障碍或肝功能障碍。

常见不良反应——呼吸抑制、低血压、昏迷、恶心/呕吐。

儿童用药——10~20mg/kg IV/IO 缓慢给药,或 IM。也可根据病情重复给药。

苯肾上腺素(新福林®)　　·血管加压药

主要适应证——阵发性室上性心动过速:20~30 秒内给予 0.5mg IV。

主要适应证——低血压:根据需要,调节血压,每 10~15 分钟缓慢给药 0.1~0.5mg。

维持剂量:40~60μg/min。

10mg 溶于 500mL 5% 葡萄糖(20μg/mL),滴速如下:

去氧肾上腺素(20μg/mL)					
μg/min	40μg	45μg	50cg	55μg	60μg
微滴/分钟 (mL/h)	120 滴	135 滴	150 滴	165 滴	180 滴

主要禁忌证——严重高血压、室速、肠系膜或外周局部缺血。患有心脏传导阻滞、甲状腺功能亢进、心动过缓、严重动脉硬化者,慎用。

常见不良反应——头痛、癫痫、无力、呼吸窘迫综合征。

警:如果药液外渗,停止输注;5~10mg 去氧肾上腺素溶于 10~15mL 生理盐水皮下注射。

三环抑郁药、阿托品、催产素和单胺氧化酶抑制剂可增强苯肾上腺素的作用。而利尿剂、α 和 β 阻滞剂、吩噻嗪类可拮抗去氧肾上腺素。

苯妥英钠(大仑丁®)　　·抗心律失常药

主要适应证——癫痫:10~20mg/kg IV/IO 缓慢给药 (最大剂量为 50mg/min)。

主要禁忌证——低血糖性癫痫(给予葡萄糖)、↓ 心率、二度或三度房室传导阻滞、肝功能受损或肾功能受损、血压 ↓、高血糖症。

常见不良反应—— 嗜睡、头痛、烦躁、躁动、眩晕、低血压、心动过缓。

警:对静脉有腐蚀性,尽可能使用中心静脉。每次用药需冲洗管路。

儿童用药——15~20mg/kg,时间>30 分钟(最大剂量为 1g)。

普鲁卡因胺（普萘斯地®）　　　　·抗心律失常药

主要适应证——**心搏骤停、室颤/室速**：50mg/min 静脉滴注（最大剂量为 17mg/kg）。

主要适应证——**房颤、室速、室上性心动过速伴随预激综合征**：20mg/min IV 直到心律失常反转，低血压或 QRS/QT 增宽，或给予 17mg/kg。

静滴：1~4mg/min：1g 溶于 250mL 5%葡萄糖，滴速如下：

普鲁卡因胺滴速				
mg/min	1mg	2mg	3mg	4mg
微滴/分钟（mL/h）	15 滴	30 滴	45 滴	60 滴

主要禁忌证——二度或三度房室传导阻滞、尖端扭转、狼疮、洋地黄中毒、重症肌无力。

常见不良反应——PR、QRS 和 QT 间期延长，房室传导阻滞，心搏骤停，低血压，癫痫，恶心/呕吐。

儿童用药——15mg/kg IV,IO,时间>30~60 分钟。

儿童静滴——20~80μg/(kg·min)。

异丙嗪（非那根®）　　　　·止吐剂/镇静剂

主要适应证——**恶心和呕吐**：12.5~25mg IV,IM,或 25mg 口服。

主要适应证——**镇静**：25~50mg IV,IM,口服。

主要禁忌证——<2 岁，对抗组胺类药物和吩噻嗪类过敏，哺乳期妇女，使用单胺氧化酶抑制剂，慢性阻塞性肺疾病，高血压，怀孕。

警：可能会导致呼吸抑制、严重组织损伤、坏疽。

常见不良反应——嗜睡、黏性支气管分泌物、尿急、锥体束外系症状、意识模糊、↑心率、↓心率。

儿童用药——恶心和呕吐：0.25~1mg/kg IV/IO,口服。

儿童用药——镇静:*0.5~1mg/kg IV/IO*。

丙沟酚(得普利麻®)　·麻醉剂

主要适应证——麻醉:2~2.5mg/kg IV,时间>1 分钟,直到麻醉起效。
维持剂量:100~200μg/(kg·min)

对于年老,体弱,或神经外科患者需减少剂量。

主要适应证——镇静:100~150μg/(kg·min),>3~5 分钟, 然后以 25~75μg/(kg·min) 的速度维持剂量。

主要适应证——ICU 插管患者的镇静:

5mg/(kg·min)≥5 分钟。 每 5~10 分钟可增加剂量至 5~10mg/(kg·min)直至达到理想的镇静状态。维持剂量:可能需要 5~50μg/(kg·min)。 最大剂量:150μg/(kg·min)(部分患者需要更高剂量)。

主要禁忌证——颅内压↑、脑循环受损、脂代谢障碍、呼吸、肾脏、循环或肝脏疾病。

常见不良反应——呼吸暂停、低血压、恶心/呕吐、静脉穿刺点疼痛、震颤、头痛、心动过缓、高血压、发热。如果患者已使用大剂量麻醉剂应减少剂量。

使用 100mL 瓶剂(10mg/mL),滴速如下:

μg/(kg·min)	患者体重(kg)											
	35	40	45	50	55	60	65	70	75	80	90	100
5μg	1.05	1.2	1.35	1.5	1.65	1.8	1.95	2.1	2.25	2.4	2.7	3
10μg	2.1	2.4	2.7	3	3.3	3.6	3.9	4.2	4.5	4.8	5.4	6
20μg	4.2	4.8	5.4	6	6.6	7.2	7.8	8.4	9	9.6	10.8	12
30μg	6.3	7.2	8.1	9	9.9	10.8	11.7	12.6	13.5	14.4	16.2	18
40μg	8.4	9.6	10.8	12	13.2	14.4	15.6	16.8	18	19.2	21.6	24
50μg	10.5	12	13.5	15	16.5	18	19.5	21	22.5	24	27	30
60μg	12.6	14.4	16.2	18	19.8	21.6	23.4	25.2	27	28.8	32.4	36

(待续)

（续表）

μg/(kg·min)	患者体重(kg)											
	35	40	45	50	55	60	65	70	75	80	90	100
70μg	14.7	16.8	18.9	21	23.1	25.2	27.3	29.4	31.5	33.6	37.8	42
80μg	16.8	19.2	21.6	24	26.4	28.8	31.2	33.6	36	38.4	43.2	48
90μg	18.9	21.6	24.3	27	29.7	32.4	35.1	37.8	40.5	43.2	48.6	54
100μg	21	24	27	30	33	36	39	42	45	48	54	60
150μg	31.5	36	40.5	45	49.5	54	58.5	63	67.5	72	81	90
200μg	42	48	54	60	66	72	78	84	90	96	108	120
250μg	52.5	60	67.5	75	82.5	90	97.5	105	113	120	135	150
300μg	63	72	81	90	99	108	117	126	135	144	162	180

微滴/分钟或 mL/min

儿童用药——*1~2.5mg/kg 静脉注射时间>1~2 分钟。*
静滴:100~300μg/(kg·min)。

普萘洛尔(心得安®)　　　　·β 受体阻滞剂

主要适应证——室速、室颤、房颤、房扑、阵发性室上性心动过速、高血压。
主要适应证——心肌挽救:

■ 急性心肌梗死伴高血压和心动过速。

■ 大面积心肌梗死时间<6 小时。

■ 难治性胸痛或心动过速二度,过多交感紧张。

1~3mg IV 缓慢给药,时间>2~5 分钟。2 分钟后,重复给药总剂量为0.1mg/kg。然后 10~320mg/d 分次口服。

主要禁忌证——充血性心力衰竭、急性肺水肿、支气管哮喘、哮喘病史、慢性阻塞性肺病、心动过缓、二度或三度房室传导阻滞、低血压、心源性休克。

常见不良反应——低血压、充血性心力衰竭、支气管痉挛、心动过缓、头晕、恶心/呕吐。

警:使用钙离子阻滞剂可能会增加不良反应。

瑞替普酶(派通欣®) ·纤维蛋白溶解剂

主要适应证——急性心肌梗死 (时间<12h):10 个单位 IV,时间>2 分钟。

30 分钟内重复给药(使用前和使用后,需冲管)。

主要禁忌证——活动性内出血,3 个月有以下情况者:卒中、动静脉畸形、肿瘤、动脉瘤、近期外伤、近期手术。出血性疾病,7 天内腰穿。更多禁忌证详见高级心脏生命支持,以及心肌梗死纤维蛋白溶解协议。

常见不良反应——心律失常、出血、↓血压、休克、发热、过敏。

罗库溴铵(爱可松®) ·麻醉药

主要适应证:气管插管时的麻醉诱导。

■ **0.6~1.2mg/kg 静脉推注**(起效时间:1~3 分钟;恢复时间:30 分钟)。
维持剂量:每 12 分钟 0.1~0.2mg/kg。

主要禁忌证——对于肝脏或呼吸功能受损或重度肥胖患者,慎用。

常见不良反应——支气管痉挛、心律失常、低血压、原发性高血压。

8.4%碳酸氢钠 ·碱性药

主要适应证——心搏骤停伴通气良好:1mEq/kg 静脉注射(1mL/kg),然后每 10 分钟给予 0.5mEq/kg。

主要适应证——高钾血症;三环类抗抑郁药、苯巴比妥、苯海拉明、阿司匹林、可卡因等用药过量:1mEq/kg IV。

常见不良反应——代谢性碱中毒、↓K^+、液体过剩。

重点:给药后,必须给予辅助呼吸。

警:液体外溢可能会发生组织坏死。

主要禁忌证——碱中毒、低钾血症、充血性心力衰竭、低容量血症、高钠血症。

琥珀胆碱(艾乃克®)　　　　　　·麻痹性

主要适应证——气管插管时,麻醉:1~2mg/kg IV/IO[起效时间:1分钟;恢复时间:4~6分钟;肌注剂量:3~4mg/kg;最大剂量:150mg(起效时间为2~3分钟)]。

主要禁忌证——急性狭角青光眼、眼睛穿透伤、烧伤>8小时、巨大挤压伤。

常见不良反应——呼吸暂停、恶性高热、心律失常、↓心率、高血压、↓血压、心搏骤停、↑K^+、↑颅内压。

儿童用药——较小的儿童:2mg/kg;较大的儿童:1mg/kg。

警:青少年和儿童慎用此药,可能会引起高钾血症、心律失常、心搏骤停。

替奈普酶(爱立通®)　　　　　　·纤溶酶

主要适应证——急性心肌梗死(<12h):30~50mg 静脉推注,时间>5秒。

	患者体重(kg)					
	50	60	70	80	90	100
单位剂量	6mL	7mL	8mL	9mL	10mL	10mL

快速静脉推注:50mg 溶于 10mL 盐水(5mg/mL),剂量如下:

主要禁忌证——出血性卒中病史;1年内脑血管意外,颅内海绵状血管瘤,颅内出血,主动脉夹层。

注:更多禁忌证详见高级心血管生命支持部分,以及心肌梗死纤维蛋白溶解协议。

常见不良反应——颅内出血、心律失常、出血、↓血压、休克、充血性心力衰竭。

硫胺素(维生素 B₁) ·营养物

主要适应证——营养不良或硫胺素缺乏患者同时给予 50% 葡萄糖 (如果饥饿、重度乙醇中毒):100mg IV/IM 缓慢给药。

主要禁忌证——过敏反应。

常见不良反应——恶心/呕吐、低血压、皮疹、温热觉、过敏反应。

欣维宁(盐酸替罗非班®)

详见糖蛋白 Ⅱb/Ⅲa 受体抑制剂。

血管升压素(后叶加压素®) ·血管加压药

主要适应证——心脏骤停(室颤/室速):40 单位 IV/IO。

主要禁忌证——肾功能不全、偏头痛、癫痫、充血性心力衰竭、哮喘、冠状动脉疾病、怀孕、哺乳期。

常见不良反应——静脉穿刺点疼痛、胃痉挛、恶心/呕吐、心绞痛、腹泻、颤抖、嗳气、苍白、荨麻疹、气喘、高血压。

维库溴铵(诺科隆®) ·麻醉剂

主要适应证——麻醉诱导、气管插管:0.1mg/kg 静脉推注 (起效时间:2~3 分;恢复时间:30~45 分钟)。

维持剂量:0.01~0.05mg/kg。

主要禁忌证——新生儿、神经肌肉病变。

常见不良反应——呼吸暂停、虚弱、支气管痉挛。

儿童用药——0.1mg/kg IV/IO。

维拉帕米(异搏定®) ·抗心律失常药

主要适应证——阵发性室上性心动过速、快速心房颤动、房扑:

■ 2.5~5mg 缓慢静脉注射,>2~3 分钟。每 15~30 分钟可重复给药 5~

10mg(最大剂量为20mg)。

静滴:1~10mg/h。100mg溶于250mL 5%葡萄糖(0.4mg/mL)。

mg/h	1	2	3	4	5	6	7	8	9	10
微滴/分钟	2.5	5	7.5	10	12.5	15	17.5	20	22.5	25

主要禁忌证——宽QRS波型心动过速、心力衰竭、心室功能受损、低血压、休克、病态窦房结综合征、二度或三度房室传导阻滞、房颤伴预激综合征或朗-格-列综合征,静脉注射β受体阻滞剂,儿童年龄<1岁。

注:每5分钟给予氯化钙500~1000mg IV/IO,以扭转低血压。

主要不良反应——低血压、房室传导阻滞、心动过缓、心搏停止。

儿童用药——0.1~0.3mg/kg IV/IO缓慢给药(初始最大剂量为5mg)。30分钟内可给予第2次剂量,最高可达10mg。

静脉点滴 Y 型管相容表

	胺碘酮	顺－阿曲库铵	地尔硫䓬	多巴酚丁胺	多巴胺	肾上腺素	依替巴肽	艾司洛尔	芬太尼	肝素	胰岛素	异丙肾上腺素	利多卡因	咪达唑仑	尼卡地平	硝酸甘油	硝普钠	去甲肾上腺素	去氧肾上腺素	普鲁卡因胺	丙泊酚	垂体后叶素
胺碘酮		C	C	C	C	C		C	C	No!		No!	C		C	C	C	C	C	C	C	C
顺－阿曲库铵			C	C	C	C	C	C	C	C	C	No!	C	C		C	C	No!	C	C		
地尔硫䓬				C	C	C	C	C	C	C	C		C	C	C	C	C	C	C	C		C
多巴酚丁胺					C	C	C	C	C	No!	No!	No!	C	C	C	C	C	C	C	No!	C	C
多巴胺						C	C	C	C	C	No!	No!	C	C		C	C	C	C	C	C	C
肾上腺素							C	C	C	No!	C	No!	C	C	C	C	C	C	C	C	C	C
依替巴肽								C	C	C	C		C	C	C	C	C	C	C	C	C	C
艾司洛尔									C	C	C	C	C	C	C	C	C	C	C	No!	C	C
芬太尼										C	C	No!	No!	C	C	C	C	C	C	C	C	C
肝素											C	C	C	No!	C	C	C	C	C	No!	No!	C
胰岛素												C	C	C	C	C	C	No!	No!	No!	No!	No!
异丙肾上腺素													C	C	C	C	C	C	C	C	C	C

C=可配伍；No!=忌配伍；空白=缺少临床资料。

（待续）

静脉点滴Y型管相容表（续）

	顺阿曲库铵	胺碘酮	地尔硫䓬	多酚丁胺	多巴胺	肾上腺素	依替巴肽	艾司洛尔	芬太尼	肝素	胰岛素	异丙肾上腺素	拉贝洛尔	利多卡因	咪达唑仑	尼卡地平	硝酸甘油	硝普钠	去甲肾上腺素	去氧肾上腺素	普鲁卡因胺	丙泊酚	垂体后叶素
拉贝洛尔	C		C	C	C	C	C	C	C	C	C	NO!		C	C	C	C	C	C	C	C	C	C
利多卡因	C		C	C	C	C	C	C	C	C	C	C			C		C	C	C	C	C	C	C
咪达唑仑	C		C		C	C	C	C	C	C	C	C	C	C		C	C	C	C	C	C	C	C
尼卡地平	C																						C
硝酸甘油	C		C	C	C	C	C	C	C	C	C	C	C	C	C	C		C	C	C	C	C	C
硝普钠	NO!			C	C	C	C	C	C	C	C	C	C	C	C	C	C		C	C	C	C	C
去甲肾上腺素	C		C	C	C	C	C	C	C	C	C	NO!	C	C	C	C	C	C		C	C	C	C
去氧肾上腺素	C		C	C	C	C	C	C	C	C	C	NO!	C	C	C	C	C	C	C		C	C	C
普鲁卡因胺	C		C	C	C	C	C	C	C	C	C	C	C	C	C	C	C	C	C	C		C	C
丙泊酚			C	C	C	C	C	C	C	C	C	NO!	C	C	C	C	C	C	C	C	NO!		C
垂体后叶素	C				C	C	C	C	C	C	C	C	C	C	C	C	C	C	C	C	C	C	

C＝可配伍；NO! ＝忌配伍；空白＝缺少临床资料。

■ 疼痛评估

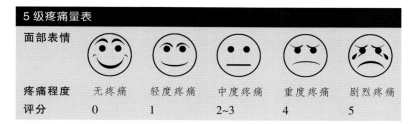

5 级疼痛量表				
面部表情				
疼痛程度	无疼痛	轻度疼痛	中度疼痛	重度疼痛	剧烈疼痛
评分	0	1	2~3	4	5

■ 腹部解剖

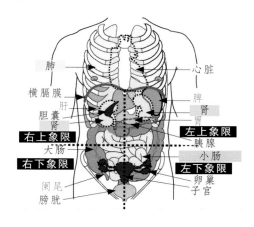

肺
横膈膜
肝
胆囊
肾
右上象限
大肠
右下象限
阑尾
膀胱

心脏
脾
肾
胃
左上象限
胰腺
小肠
左下象限
卵巢
子宫

腹痛——常见原因

- 上腹部:急性心肌梗死、肠胃炎、溃疡、食管疾病、胃灼热。
- 左上象限:胃炎、胰腺炎、急性心肌梗死、肺炎。
- 左下象限:异位妊娠破裂、卵巢囊肿、盆腔炎、肾结石、憩室炎、肠炎、腹腔脓肿。
- 右下象限:阑尾炎、异位妊娠破裂、肠炎、憩室炎、盆腔炎、卵巢囊肿、肾结石、腹腔脓肿、绞窄性疝。
- 右上象限:胆结石、肝炎、肝脏疾病、胰腺炎、阑尾炎、十二指肠溃疡、急性心肌梗死、肺炎。
- 中线:膀胱感染、主动脉瘤、子宫疾病、肠道疾病、早期阑尾炎。
- 弥漫性疼痛:胰腺炎、腹膜炎、阑尾炎、肠胃炎、夹层或破裂主动脉瘤、糖尿病、肠缺血、镰状细胞危象。

■ 虐待

蓄意创伤

将患者从危险环境中救出。向警局、急诊科医护人员、儿童福利服务中心报告患者可能受到的虐待。可寻求警务人员帮助将患者从现场救出。避免直接面对嫌疑施暴者。记录你所发现的情况及儿童、父母或其他人的供词。根据需要提供医疗保健。如果有性虐待,不可让患者冲洗。

儿童虐待

病史——存在任何不正常损伤机制,或不相符的儿童相关伤害或疾病;父母可能指控孩子自己所伤或供述模糊或与提供的病史相矛盾;存在延迟医疗求助时间;孩子可能不依附于母亲;<2 岁的儿童骨折;多处骨折的不同愈合阶段或身体多个部位骨折;明显的烟头烫

伤或网状瘢痕;营养不良;昆虫骚扰,慢性皮肤感染,或衣着凌乱。

亲密伴侣暴力

反复的急诊就诊。每次就诊伤势越来越重;减少伤害的严重性或频率;受伤之后就医时间≥1天;受伤不太可能是由所报告的事件发生的;过分保护患者,不让其单独与医疗专业人员相处;影像显示骨折愈合的不同阶段;有虐待儿童患者或配偶的历史。

老年人虐待

骨折或擦伤处于不同愈合阶段。在躯干或四肢有不明的擦伤或烟头烫伤;有使用约束带而导致的软组织损伤;头部受伤;营养不良,精神萎靡,原因不明的脱水;卫生条件恶劣,不得体的衣服;压疮性溃疡,衣服或身体上有尿或便;照护者和患者之间存在不正常的互动。

■ 警觉的精神状态

现病史:发病时间,目击者,发病早期是否有外伤、发热、头痛、胸痛。查看周围是否有药瓶、注射器、街头毒品及气体气味。

既往病史:酗酒、癫痫、糖尿病、甲状腺疾病、肾脏疾病、短暂性脑缺血发作或脑血管异常、阿尔茨海默病、慢性阻塞性肺病、精神疾病、曾有自杀倾向。

药物:查看有无新药物,胰岛素或口服降糖药,药丸计数和用药日期,最后一次口服时间。

查体

- 生命体征。
- 一般外观、外伤、言语模式、尿失禁。
- 气管:咽反射、舌裂伤。
- 呼吸:肺音、呼吸频率、氧饱和度。
- 循环:心率,规律/不规律。

- 意识障碍:能否遵医嘱活动四肢、警觉、有方向感、血糖水平。
- 眼睛:偏差、瞳孔(大小、反射)、眼球震颤。
- 皮肤:皮疹、注射瘢痕、切割伤、伤疤。

昏迷记忆口诀 AEIOU TIPS			
A	乙醇/酸中毒	T	外伤/肿瘤/体温
E	癫痫	I	感染
I	胰岛素/感染	P	精神病/中毒
O	鸦片类制剂/药物过量	S	硬膜下出血/脑卒中
U	尿毒症/药物剂量不足		

■ 烧伤图表

注:本图表只适用于二度和三度烧伤

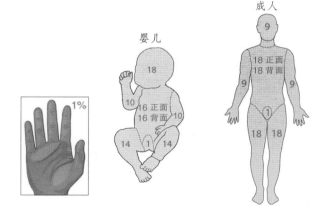

烧伤补液

美国烧伤协会(ABA)建议

院内:第一个 24 小时,乳酸林格液,2mL/kg 单位烧伤体表总面积。第一个 8h 给予一半液体量,剩余的 16 小时给予剩下的一半液体量。

■ 例如:患者体重 70kg×20%C 烧伤体表总面积,×2mL=2800mL,24 小时。

■ 第一个 8 小时微滴速为 1400mL(175mL/h)。

■ 剩余 16 小时滴速 1400mL(88mL/h)。

院前:从烧伤到到达急诊的时间<60 分钟,不需要补液。

转运患者时间>60 分钟,给予输注乳酸钠林格:

■ >14 岁:500mL/h。

■ 6~13 岁:250mL/h。

■ <5 岁:125mL/h。

注:对于大面积烧伤患者应在烧伤中心进行治疗,包括≥25%体表面积;双手、双脚、面部或会阴;电烧伤;吸入性烧伤;其他伤害;或严重的已存在的医学问题。

■ 分娩

(详见妇产科急救部分)

病史——宫缩时间? 宫缩强度? 孕妇是否有排便的感觉? 羊膜囊是否破裂? 药物使用情况? 生命体征是否平稳? 检查:

■ 阴道出血或羊水;注意液体的颜色。

■ 着冠(意味着即将生产)。

■ 胎位异常:足先露、臀先露、臀先露、脐带先露、肩先露。

■ 如果孕妇有以下情况,立即转运患者,如剖宫产史、已知的多胞胎、任何不正常表现、失血过多,或如果是不足月胎儿可能会早产。

正常产程:用戴无菌手套的手引导胎儿头部,控制分娩。吸净口鼻腔内黏液,保持婴儿与会阴水平,夹住并剪切脐带,婴儿端保留 8~10 英寸(1 英寸=2.54 厘米),擦干婴儿并给予保暖,以干燥毛巾刺激婴儿,保证适当的呼吸。正常生命体征:脉搏>120 次/分钟;呼吸频率>40 次/分钟;血压 70mmHg;体重 3~5kg。

将婴儿放于母亲旁边进行哺乳。出生后 1 分钟和 5 分钟给予阿普加评分。

如果产后出血过多,及时治疗休克,按摩子宫促进子宫收缩,允许母亲母乳喂养胎儿,给予患者留置大号静脉留置针并考虑静脉给予缩宫素或肌肉注射。如需转运患者,不可等到胎盘分娩再转运。测量患者生命体征。

对产妇进行心理安慰,告知其大多数分娩都是这样的,属于正常。

阿普加评分					
	0 分	1 分	2 分	1 分钟	5 分钟
心率	听不到心音	<100 次/分钟	>100 次/分钟		
呼吸	没有呼吸	慢,不规则	哭声有力		
肌张力	肌张力松弛	四肢略屈曲	强而有力的活动		
对刺激的反应	无反应	有些动作	大声哭,喷嚏		
肤色	青紫,苍白	躯干:红润			
		四肢:青紫	红润		
			总分		

阿普加评分为 7~10 分的新生儿只需给予支持性治疗。4~6 分为轻度窒息,≤3 分需要紧急抢救。

臀位:呼叫远程医疗控制 OLMC。如果头部没有分娩,考虑在产妇腹部给予适当压力。如果不成功,将戴无菌手套的两个手指放入阴道,置于胎儿面部和阴道壁以利于呼吸。快速转运产妇。

脐带先露:呼叫远程医疗控制 OLMC。将产妇置于特伦德伦伯卧位和膝–胸卧位,控制婴儿头部的压力以减缓对于脐带的压力,在脐带上检查脉搏,以生理盐水敷料保持脐带湿润,给氧,开始快速转运,在途中给予静脉导管输液。

脚/腿先露:呼叫远程医疗控制 OLMC。将产妇置于特伦德伦伯卧位和膝–胸卧位,支撑胎先露部分,控制婴儿头部的压力以减缓对于脐带的压力, 在脐带上检查脉搏, 以生理盐水敷料保持脐带湿润,给氧,开始快速转运,在途中给予静脉导管输液。

脐带绕颈:从脖子上解开脐带,然后正常分娩,保持面部干净,吸引嘴里和鼻腔里的液体。

婴儿没有呼吸:用干毛巾刺激,摩擦背部,用手指轻弹足底。吸引嘴里和鼻腔里的液体。使用 BVM 给予 100%氧气(此方法可以抢救大部分婴儿)。如果心率<60 次/分,开始给予胸部按压。使用 100%氧气给予通气。如果婴儿没有反应,联系 OLMC 并再次评估通气效率,肺音(气胸? 梗阻?),检查氧气管路是否连接妥当。给予通气,气管插管;静脉输液,10mL/kg,25%葡萄糖 2mL/kg;肾上腺素,0.01mg/kg IV/IO 或 0.1mg/kg,1:1000 气管内给药。

快速转运患者。如果婴儿没有反应,则提示低氧血症。

■ 窒息

对于有反应的窒息成人或>1 岁儿童

1.如果患者不能说话或有喘鸣音或发绀。

2. **实施海姆利克急救法** (怀孕或肥胖者使用推胸法)。

3.**开始心肺复苏/寻求帮助**。

4.实施胸部按压(30:2)。

5.打开气管——仰额抬颌法(检查口腔,清除口内

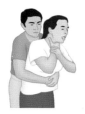

异物)。

6.如果没有自主呼吸,通气 2 次。

7.将头复位;如果没有自主呼吸,尝试给予通气。

8.实施胸部按压(30:2)。

9.重复:检查口腔→清除异物→通气→胸部按压,直到成功。

10.考虑使用喉镜并用镊子取出异物,给予气管插管,经气管插管通气,行环甲软骨切开术。

11.如果患者呼吸恢复,将患者置于复苏体位。

对于无反应的窒息成人或儿童

1.确定患者是否有反应。

2.寻求帮助。

3.将患者置于平坦、坚硬的表面。

4.实施胸部按压(30:2)。

5.打开气管——仰额抬颌法(检查口腔,清除口内异物)。

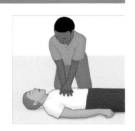

6. 如果没有自主呼吸,通气 2 次。

7.将头复位;如果没有自主呼吸,尝试给予通气。

8.实施胸部按压(30:2)。

9.重复:检查口腔→清除异物→通气→胸部按压直到成功。

10.考虑使用喉镜并用镊子取出异物,给予气管插管,经气管插管通气,行环甲软骨切开术。

11.如果患者恢复呼吸,将患者置于复苏体位。

对于窒息的婴儿

1.确认气管堵塞:如果婴儿不能发声、呼吸、哭泣,或发绀。

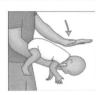

2.将婴儿反转放在手臂上:将幼儿的头部用手臂支撑;实施 5 次拍背、5 次压胸法,直到异物排出。

3.重复上述操作,直到成功。

4.如果婴儿没有意识,开始实施心肺复苏。

5.实施胸部按压(30:2)。

6.如果没有自主呼吸,打开气管,通气 2 次。

7.重新放置头部和下巴;再次通气。

8.实施胸部按压(30:2)。

9.考虑使用喉镜并用镊子取出异物,给予气管插管,经气管插管通气,行环甲软骨切开术。

10.如果患者呼吸恢复,将患者置于复苏体位。

■ 内分泌

高血糖症

病史——发病缓慢、尿频、口渴。最后一次给胰岛素时间？腹部痛性痉挛,恶心/呕吐？精神状态,血糖试纸测试法测试高血糖,皮肤体征,脱水？呼吸:深且快？呼吸气味;丙酮,水果味?

　处理方法:确保气管安全;测量生命体征,给氧,快速静脉补液(等张液体、生理盐水或乳酸钠林格),监测心电图。

低糖血证/胰岛素休克

病史——突然发病,CBG 测试低血糖。最后一次胰岛素剂量？最后一次进食?精神状态?发汗、头痛、视力模糊、头晕、心跳加快、震颤、癫痫?

处理方法:评估 ABC,给氧,测量生命体征,开始静脉输液。如果患者昏迷,给予 50mL 50% 葡萄糖,口服/鼻胃管/静脉注射(发病前后给予测量毛细血管血糖)。如果不能静脉输液,则考虑胰高血糖素肌肉注射。

对于气管破坏患者不要给予口服葡萄糖。

注:低血糖症状类似卒中或醉酒状态。癫痫、昏迷和神志不清是常见症状。当对诊断有疑问时,给予静脉注射或口服葡萄糖。

低血糖 VS 高血糖		
项目	低血糖(胰岛素休克)	高血糖(酮症酸中毒)
发生率	较常见	不常见
血糖	低(≤80mg/dL)	高(≥180mg/dL)
发病	快速(分钟)	渐进(天)
皮肤	湿冷,苍白	干燥,温暖
呼吸	正常	深或快
脉搏	正常或加速	脉快,虚弱
血压	正常或偏高	正常或偏低
呼吸气味	正常	酮味/丙酮味
癫痫	常发生	不常发生
脱水	否	是
尿量	正常	过多
口渴	正常	非常渴
精神状态	混乱,昏迷	清醒,虚弱,疲倦
治疗	葡萄糖 静脉注射或口服	静脉输液,胰岛素,钾离子
恢复	快速(分钟)	逐渐(天)

注:当对诊断有疑问时,给予静脉注射或口服葡萄糖。

■ 颅脑损伤

现病史:发病突然或缓慢发病,任何头痛、饥饿、意识障碍、震颤,没有进食,近期生病,强烈运动,上一次检查血糖是否正常?

既往病史:糖尿病史,低血糖发作史(此次低血糖与前几次相比较)。

药物:处方药和非处方药,近期是否有药物改变,药物的依从性,最后一次经口进食?

提示

■ 头部外伤可能与脊柱损伤有关。

■ 头部外伤之前可能存在可治愈的疾病(低血糖症、癫痫、心肌梗死)。将诱发因素始终考虑在内。

■ 格拉斯哥昏迷量表。

格拉斯哥昏迷量表

注:3分考虑为昏迷;≤8分需要气管插管和气管管理

婴儿		睁眼	儿童/成人
4	自然睁眼	自发性地睁眼反应	4
3	声音刺激时睁眼	声音刺激有睁眼反应	3
2	疼痛刺激睁眼	疼痛刺激有睁眼反应	2
1	无反应	任何刺激均无睁眼反应	1
		言语反应	
5	微笑,发声	正常交谈	5
4	闹,可安慰	言语错乱	4
3	疼痛引起哭闹	只能说出(不适当)单词	3
2	呻吟、不安	只能发音	2
1	无反应	无发音	1
		运动反应	
6	自发	按吩咐动作	6
5	因面部疼痛而动	对疼痛刺激定位反应	5
4	因疼痛而屈曲回缩	对疼痛刺激屈曲反应	4
3	因疼痛而呈屈曲反应(去皮层状态)	异常屈曲(去皮层状态)	3
2	因疼痛而呈伸展反应(去脑状态)	异常伸展(去脑状态)	2
1	无反应	无反应	1

=总分 　(GCS 总分≤8分 →气管插管) 　总分=

■ 传染性疾病

特殊传染性疾病

疾病	传播途径	风险
艾滋病	静脉输液/性/血制品	免疫功能↓、肺炎、癌症
炭疽	皮肤:接触损伤皮肤	感染=25%死亡率,如果给予及时治疗,可大大降低死亡率
	摄食:食用被污染的肉	感染=高死亡率,除非以抗生素治疗
	肺:吸入孢子	感染=95%死亡率,如果给予及时治疗,可大大降低死亡率
艰难梭状芽孢杆菌	分泌物/排泄物使用抗生素	腹泻、恶心、休克
甲型肝炎	粪-口传播	急性肝炎、黄疸
乙型肝炎	静脉输液/性/分娩/输血血	急性和慢性肝炎、肝硬化、肝癌
丙型肝炎	血	慢性肝炎、肝硬化、肝癌
丁型肝炎	静脉输液/性/分娩	慢性肝病
戊型肝炎	粪-口传播	孕妇和胎儿死亡率↑
疱疹	皮肤接触	皮肤损害、带状疱疹
流行性感冒	微滴/空气传播	发热、肺炎、衰竭
耐甲氧西林金黄色葡萄球菌	分泌物/排泄物手-鼻传播	溃疡、组织破坏
脑膜炎	鼻分泌物	对救助者风险低
诺瓦克病毒	粪-口传播手-口传播	腹泻、恶心、呕吐
肺结核	痰/咳嗽/空气传播	咳嗽、体重减轻、肺损伤

*接种甲肝疫苗、乙肝疫苗和 A、C、W、Y 型脑膜炎疫苗。

全面防护措施/金黄色葡萄球菌性中心静脉导管相关血流感染(BSI)

- 接触所有患者或患者体液时,戴手套。
- 接触患者后,洗手。
- 对于咳嗽或打喷嚏的患者,戴上口罩。
- 医护人员需戴上口罩。
- 当体液飞溅时,戴上护眼罩或护目镜。
- 必要时,穿手术衣。
- 清理病房设备时,需戴上手套。
- 使用过的针头不要重新盖帽、切割或弯曲。

注:对于每一次暴露都需报告,并立刻进行治疗。

■ 妇产科急诊

在妇产科急诊抢救中,连续进行胎儿监测是治疗的根本标准。

胎盘早剥:胎盘与子宫壁分离。通常发生于妊娠>20周,症状/体征:妊娠晚期腹痛伴阴道出血(暗红色)、低血容量性休克、低血压、心跳加快、胎儿宫内窒息、↓胎心音、↑宫高、皮肤苍白、发汗。措施:给氧,准备行急诊剖宫产。

前置胎盘:胎盘覆盖宫颈口,可能发生在妊娠中期和妊娠晚期。症状/体征:无痛性鲜血,可能导致低血压,心跳加快;措施:开通静脉通道,给氧,产妇可能需要行剖宫产。

子痫前期/妊高征:高血压,头痛,蛋白尿,手、脚、面部及骶骨水肿,体重增加,↓尿量,视力障碍,↑肝酶,↑神经系统反应,↑发生癫痫概率,↓胎心音。措施:转运过程中动作轻柔、缓慢。监测生命体征,给予静脉输液;以肼屈嗪或硫酸镁治疗原发性高血压。咨询产科医生,给予支持治疗。预防癫痫:地西泮、苯妥英钠、10%葡萄糖酸钙。

怀孕期间的生理变化

血压	脉搏	一氧化碳	心电图	呼吸	动脉血气	血	其他
↓	↑	↑	导联 II，avF, avL 中的 T- 波改变	呼吸频率↑	pH 值↑	血细胞比容↓	恶心/呕吐↑
				潮气量↑	动脉氧分压↑	白细胞↑	误吸
				胸活量↑	动脉血二氧化 碳分压↓	纤维蛋白原↑	↑损伤:子宫、骨盆、膀胱
				功能残气量↓	碳酸氢根↓	凝血因子↑	↑跌到
					呼吸性碱中毒	DIC 倾向	↑外周静脉压
						血容量↑	

■ 产妇心搏骤停

启动产妇心搏骤停抢救小组(记录开始时间)。

考虑并治疗原因

评估 C–A–B,保持气管通畅,给予 100%氧气

↓

开始胸外心脏按压(将手放于胸骨上方);使用连续环状软骨压迫给予保证通气)

常规除颤——详见 ACLS 部分,成人心搏骤停

给予标准 ACLS 药物和剂量

如果正在接受硫酸镁 IV/IO 治疗,则停止输入,并给予 10%氯化钙 (10mL)1g IV/IO 或

10%氯化钙(30mL)3g IV/IO

对于低容量患者,使用横膈膜以上的静脉进行补液

有经验的操作者行气管插管术
- 可能需要小型号的气管插管
- 监测气管内是否有出血
- 预先给氧以预防低氧血症
- 对于快速诱导插管,预先给予压迫环状软骨
- 选择能降低血压的镇静药

监测二氧化碳波形图并实施心肺复苏

呼气末二氧化碳分压<15,尝试提高心肺复苏质量

↓

如果有明显的瘢痕子宫

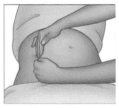

人工将子宫移至左侧

- 人工将子宫移至左侧以缓解主动脉腔压迫
- 移除任何内部和外部胎儿监视器
- **如果 4 分钟内自主循环没有恢复,应准备行急诊剖宫产**
- **目标:从心肺复苏开始 5 分钟内分娩**
- 剖宫产术中及术后,继续行复苏术

特殊原因

- 出血
- DIC
- 肺水肿
- 羊水栓塞
- 麻醉作用
- 宫缩乏力
- 高血压/子痫
- 酸中毒
- 低血容量
- 毒素

- 高钾血症/低钾血症
- 心脏压塞
- 张力性气胸
- 心肌梗死
- 心脏疾病
- 胎盘早剥
- 前置胎盘
- 败血症
- 低体温症
- 缺氧

■ 器官和组织捐献

组织	年龄(岁)	限制条件
骨	15~75	没有静脉注射毒品,没有恶性肿瘤,没有传染性疾病
眼睛	任何年龄	没有全身感染,没有静脉注射毒品,没有恶性肿瘤
心脏瓣膜	新生儿至55	没有静脉注射毒品,没有恶性肿瘤,没有传染性疾病
器官	新生儿至70	脑死亡或脑死亡的可能性,呼吸机依赖
皮肤	15~75	没有静脉注射毒品,没有恶性肿瘤,没有传染性疾病

注:器官捐赠的禁忌证非常少。

■ 呼吸

肺音

将听诊器从肺尖移至肺底,将左右肺音进行比较。

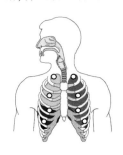

疾病	肺音	其他症状/体征;注释
哮喘	对称的喘息、爆裂音	过敏病史,哮喘病史;患者服用气管扩张剂
支气管炎	对称的喘息、爆裂音	近期呼吸系统感染;吸烟者
充血性心力衰竭	相连的爆裂音、喘息	足部水肿,充血性心力衰竭病史,患者服用地高辛、呋塞米
肺气肿(慢性阻塞性肺病)	喘息、干啰音	吸烟者,桶状胸,患者服用氨茶碱,氧气
异物阻塞	喘鸣音、喘鸣	正好在阻塞部位能听到声音
肺炎	弥漫性爆裂音、喘息	发热,褐色、绿色或黄色痰液,脱水,患者服用抗生素
气胸	一侧呼吸音降低	气管插管倾斜(后期 late);叩诊鼓音

注:当对呼吸窘迫的原因有怀疑时,给氧。过度通气的不明原因可能是休克、败血症、脑卒中、药物过量。

胸部 X 线

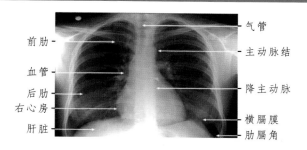

- 前肋
- 血管
- 后肋
- 右心房
- 肝脏
- 气管
- 主动脉结
- 降主动脉
- 横膈膜
- 肋膈角

- 检查日期,患者名字,体位和 X 线片的技术质量。
- 评估软组织结构、骨骼结构、胸壁,伴随阴影。
- 检查所有的管路、线路、电极片等。
- 支气管血管标志。
- 检查心脏的边界、纵隔轮廓、胸膜腔。
- 检查肋骨和脊柱。
- 检查腹部器官的大小、肠道气体、自由气体、腹部钙化。
- 检查软组织和颈椎。
- 检查脊柱和胸腔,解剖生理曲线,椎间隙狭窄。
- 纵隔膜:整体大小和形状,气管位置和边界(上腔静脉、升主动脉、肺主动脉、左心室)。
- 检查线和纹理、气管旁、脊柱旁、食管旁、奇静脉食管隐窝、主动脉旁。
- 胸骨后间隙清晰。

■ 创伤

（参考创伤章节）

静脉输液测量及预估每小时流速		
留置针型号	留置针长度[英寸(1 英寸=2.54 厘米)]	流速, mL/h
24	0.56	1500
22	1	2100
20	1	3800
20	1.16	3600
18	1.16	6500
18	1.88	5700
16	1.16	13200
16	1.7	12300
14	1.75	19600

静脉输液速度　滴/分					
滴速(L/h)	10	12	15	20	60
30mL	5	6	8	10	30
60mL	10	12	15	20	60
100mL	17	20	25	33	100
200mL	33	40	50	67	200
300mL	50	60	75	100	300
400mL	67	80	100	133	400
500mL	83	100	125	167	500
1000mL	167	200	250	333	1000

标准微滴静脉管路为 60 滴/毫升。

维持剂量速度为 30~60mL/h。

微滴静脉输液装置为 mL/h=滴/分钟。

儿科创伤评分

	+2	+1	−1	得分
病人体重	>20kg	10~20kg	<10kg	
呼吸道	正常	无侵入性操作可维持正常呼吸	需要侵入性操作方可维持正常呼吸	
中枢神经系统	清醒	迟钝	昏迷	
收缩压	>90	50~90	<50mmHg	
（或脉搏）	（桡动脉）	（股动脉）	（无脉搏）	
开放伤口	无	小伤口	大伤口或贯通伤	
骨	无	闭合性骨折	开放性/多处骨折	
			总分＝	

>12 分＝<1%死率，最小损伤或无损伤

≤8 分＝严重损伤，转运至儿童创伤中心

4 分＝预计 50%死亡率

<1 分＝预计>98%死亡率

第 7 章 创伤

■ 创伤分类图表

另请参阅,第 1 章高级生命支持(ACLS)章。

监测生命体征和意识水平

格拉斯哥评分　<14
收缩压　　　　<90mmHg
呼吸频率　　　<10 次/分钟或>29 次/分钟(新生儿/1 岁以内婴儿<20 次/分钟)

是
此类患者应优先转运至配有创伤设备和具备最高看护水平的外伤中心

否
评估受伤部位的解剖结构

- 所有穿通伤包括:头部、颈部、躯干、四肢近端肘部和膝部
- 连枷胸
- 2 处或多处长骨近端骨折
- 挤压伤、肢体脱套伤或砍伤
- 近端至腕/踝关节截肢
- 骨盆骨折
- 开放性/凹陷性颅骨骨折
- 瘫痪

是
此类患者应优先转运至配有创伤设备和具备最高看护水平的外伤中心

否
评估损伤机制和高能冲击适应证

跌倒
- 成人跌落高度>6.1m(若高度为 3m 也相当于事故)
- 儿童跌落高度>3m,或儿童身高的 2~3 倍

高风险车祸
- 侵入性创伤深度>30cm,任一受伤部位长度>45cm
- 从汽车甩出(部分或全部)
- 同一客舱死亡
- 车辆遥测数据与高风险伤害一致

汽车撞击行人/骑行者被抛出、碾压或明显撞击(时速>32km/h)
摩托车事故,时速>32km/h

是	否
转运至最近的具备相应创伤系统设备的创伤中心。没必要转运至最高水平的创伤中心	评估特殊患者或系统状态

年龄
- 老年人:年龄>55 岁,外伤死亡率增加
- 儿童:将儿童优先筛选,转运至儿童创伤中心

抗凝和出血性疾病
烧伤
- 不伴有其他创伤机制:分流患者至烧伤中心
- 伴有其他创伤机制:分流患者至创伤中心

对时间敏感的肢体损伤
终末期肾病患者需要透析
怀孕>20 周
美国急救医疗服务体系对病情判断

是	否
联系医疗控制系统并考虑转运患者至创伤中心或具备特殊资源的医院	根据创伤协议转运患者

■ 上颌骨骨折

Le Fort Ⅰ：上颌骨（牙齿上面）水平位骨折；将牙齿与上颌骨分离。

症状/体征

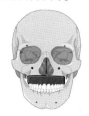

- ■ 轻微肿胀。
- ■ 上颌骨与面部分离独立活动。
- ■ 可能存在咬合不正。

Le Fort Ⅱ：上颌骨锥形骨折，包括面部中心区，锥形顶端横穿鼻梁，骨折底部在牙齿上面，可能存在脑脊液漏。

症状/体征

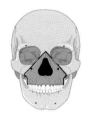

- ■ 严重水肿，咬合不正。
- ■ 鼻部明显骨折。
- ■ 可能存在脑脊液漏。

Le Fort Ⅲ：完全颅面分离，经常与下颌骨骨折相关。

症状/体征

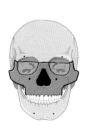

- ■ 严重水肿。
- ■ 颧骨/眶缘移动。
- ■ 面颊部麻木。
- ■ 复视（无爆裂性眼眶骨折）。
- ■ 颧骨凹陷。
- ■ 闭口困难。
- ■ 可能存在脑脊液漏。

第 **8** 章 中毒和药物过量

注:本章所列药物并未给出所有药物毒副作用、注意事项或治疗。在任何治疗之前,请咨询中毒中心,查阅产品标签、用药协议,以及在线医疗资源。

■ 本章应用的缩写词

AKA——常见品牌名及俗称。
SE——常见毒副作用(绿色字体)。
Cautions——主要注意事项(红色字体)。
RX——院前处理(绿色字体)。

对乙酰氨基酚 ·镇痛剂

常见品牌名及俗称——泰诺、扑热息痛。
常见毒副作用——可能没有症状,但对乙酰氨基酚有肝毒性。可有恶心/呕吐、厌食症、右上象限疼痛、脸色苍白、出汗症状。
院前处理——评估 ABC,给氧,开放静脉通道,ECG,低血压给予补液。如服药在 4 小时内,给予活性炭 1g/kg 口服或鼻胃管给药,急诊给予乙酰半胱氨酸。

对乙酰氨基酚用药过量的临床分期

阶段	服药后的时间	症状
1	0~24h	恶心/呕吐、厌食症
2	24~72h	右上象限疼痛，ALT,AST,INR，胆红素开始升高
3	72~96h	ALT,AST,INR，胆红素达到峰值，呕吐。肯能会出现肾衰竭和胰腺炎
4	>5 天	肝毒性或进展中的多器官衰竭进入恢复期，可能会致命

酸性制剂　　　　　　　　　　　　　　　　　·腐蚀剂

常见品牌名及俗称——除锈剂、金属抛光剂。

常见毒副作用——疼痛、胃肠道化学烧伤、唇烧伤、呕吐。

院前处理——给予牛奶或水、镁乳剂、蛋清；预防误吸，转运患者时，尽可能保持坐位。

主要注意事项——不可诱导呕吐。

碱性制剂　　　　　　　　　　　　　　　　　·腐蚀剂

常见品牌名及俗称——氢氧化钠、下水道和烤箱清洁剂、漂白剂。

常见毒副作用——疼痛、胃肠道化学烧伤、唇烧伤、呕吐。

院前处理——给予牛奶或水、预防误吸、转运患者时尽可能保持坐位。

主要注意事项——不可诱导呕吐。

安非他命/兴奋剂　　　　　　　　　　　　　　·兴奋剂

常见品牌名及俗称——甲基苯丙胺、快速丸。

常见毒副作用——焦虑、心率↑、心律失常、发汗、癫痫、恶心/呕吐、头痛、脑血管意外、高血压、高热、瞳孔散大、精神病、自杀。

院前处理——评估 ABC,给氧,开放静脉通道,ECG,低血压者给予补液。活性炭 50~100g 口服,保持正常体温。苯二氮作为辅助用药。

主要注意事项——对于暴力患者应保护自己。

抗抑郁药(三环类抗抑郁药) ·情绪调剂

常见品牌名及俗称——地西帕明、多塞平、阿米替林。

常见毒副作用——低血压、室性早搏、心律失常、QRS 波群变宽、癫痫、昏迷、死亡、尖端型室速。

院前处理——评估 ABC,给氧,开放静脉通道,ECG,静脉补液,静脉注射碳酸氢钠 1mEq/kg ,气管插管通气。

主要注意事项——昏迷和癫痫会突然发生。不可诱导呕吐。

阿司匹林 ·镇痛剂

常见品牌名及俗称——拜耳、ASA、水杨酸类。

常见毒副作用——胃肠道出血、恶心/呕吐、左上象限疼痛、苍白、发汗、休克、耳鸣、呼吸频率↑。

院前处理——评估 ABC、给氧、开放静脉通道、ECG,低血压者静脉液体。活性炭 1g/kg 口服。

巴比妥类药物/镇静剂 ·催眠药

常见品牌名及俗称——巴比妥酸盐、苯巴比妥、镇静剂。

常见毒副作用——虚弱、昏睡、呼吸抑制、呼吸暂停、昏迷、低血压、心动过缓、低体温症、急性肺水肿、死亡。

院前处理——评估 ABC、给氧、通气、低血压给予静脉补液。

主要注意事项——保护患者气管。

苯二氮䓬类药物　　　　　　　·镇静剂/催眠药

常见品牌名及俗称——安定、阿普唑仑、安定、米达唑仑。

常见毒副作用——镇静、虚弱、头晕、心跳加快、低血压、低体温症（静脉给药明显抑制呼吸）。

院前处理——ABC，监测生命体征；如果没有癫痫病史，静脉给予氟马西尼。

主要注意事项——保护患者的气管，昏迷通常意味着一些其他物质或原因的参与。用药过量几乎总都是其他药物联合使用所导致。

一氧化碳　　　　　　　　　　·无气味有毒气体

病因——任何不完全燃烧物质，如汽车尾气、灭火和炉具。

常见毒副作用——头痛、头晕、劳力性呼吸困难、疲劳、心跳过速、视力障碍、幻觉、樱桃红色皮肤、↓呼吸、恶心/呕吐、发绀、意识改变、昏迷、失明、听觉丧失、抽搐。

院前处理——将患者移出有毒环境，评估 ABC，给予 100%氧气（检查血糖），转移患者。重症患者行高压氧疗。

主要注意事项——暴露在一氧化碳环境中，血氧饱和度会有假性增高。

警：保护自己远离有害环境。

可卡因　　　　　　　　　　　·兴奋剂/麻醉剂

常见品牌名及俗称——可卡因，零花，雪花粉，快克。

常见毒副作用——头痛、恶心/呕吐、↓呼吸频率、激动、↑心率、心律失常、胸痛、血管收缩、急性心肌梗死、高血压、癫痫、眩晕、欣快、妄想症、呕吐、过高热、震颤、麻痹、昏迷、瞳孔散大、心动过缓、死亡、输液引起的肺水肿。

院前处理——评估 ABC，给氧，静脉输液，气管插管，考虑使用苯二氮䓬类药物治疗癫痫，利多卡因治疗室性早搏，硝酸酯，急性心肌梗死治疗酚妥拉明。控制血压。监测生命体征和核心体温；如果体温过高给患者降温。减少感觉刺激。对于口服可卡因患者,应考虑使用活性炭。

主要注意事项——保护自己不受暴力患者的攻击。"快速球"是可卡因和海洛因的混合制剂。不能给予 β 受体阻滞剂。

迷幻药/摇头丸　·兴奋剂/迷幻剂

常见品牌名及俗称——XTC、X、春药、摇头丸、情药。

常见毒副作用——欣快、幻觉、躁动、磨牙(使用奶嘴)、恶心、过高热、出汗、原发性高血压、心跳加快、肾衰竭和心脏衰竭、瞳孔散大、癫痫、横纹肌溶解、弥散性血管内凝血、急性肺水肿、脑血管意外、昏迷、电解质紊乱。

院前处理——评估 ABC,给氧,生命体征,心电图,静脉注射,高热患者给予降温,昏迷患者给予插管,癫痫者给予苯二氮䓬类药物治疗,肌红蛋白尿症者给予碳酸氢盐。

主要注意事项——不可给予 β 受体阻滞剂。

丙种羟基丁酸盐(γ-羟基丁酸)　·镇静剂

常见品牌名及俗称——G 水、液体迷魂药、迷奸水、硝基蓝。

常见毒副作用——欣快、镇静、头晕、肌肉阵挛性抽搐、恶心/呕吐、头痛、昏迷、心动过缓、呼吸暂停。

院前处理——评估 ABC,气管管理,通气。

主要注意事项——一种常见的约会强奸药。

迷幻药　·改变感知觉药物

常见品牌名及俗称——麦角酸酰二乙胺、致幻类蘑菇。

常见毒副作用——焦虑、幻觉、惊慌、定向障碍、恶心/呕吐。

院前处理——镇静,消除患者顾虑,给予支持治疗。

主要注意事项——观察暴力和意想不到的行为。

碳氢化合物 ·燃料,油类

常见品牌名及俗称——汽油、油、石油产品。

常见毒副作用——呼吸气味、呼吸短促、癫痫、急性肺水肿、昏迷、支气管痉挛。

院前处理——评估 ABC,给氧,洗胃。

主要注意事项——不可催吐。

阿片类 ·麻醉性止痛剂

常见品牌名及俗称——氢吗啡酮、海洛因、吗啡、可待因、芬太尼。

常见毒副作用——↓呼吸、呼吸暂停、↓血压、昏迷、心跳过缓、针尖样瞳孔、呕吐、发汗。

院前处理——评估 ABC,给氧,通气,气管插管,低血压给予静脉补液,呐咯酮 2mg IV/IO,IM,SQ,ET,IL。

主要注意事项——考虑其他的合并药物过量。

有机磷酸酯类 ·杀虫剂

常见品牌名及俗称——马拉硫磷、二嗪磷。

常见毒副作用——SLUDGE(流涎症、流泪、排尿、排便、出汗、恶心/呕吐、腹泻、呼吸困难)。

院前处理——清理患者,评估 ABC,给氧,阿托品 1~5mg IV/IO,IM。每 5 分钟给予双倍剂量,直到 SLUDGE 症状消除。对于中级症状和体征给予 2mg IV/IO,静脉注射。

儿童用药——0.05mg/kg,每 5 分钟给药 1 次,直到生命体征改善。

主要注意事项——首先要保护自己! 保持不被污染。

苯环己哌啶　　　　　　　　　　　　　•镇静剂

常见品牌名及俗称——迷幻毒品、天使粉、马安定剂。

常见毒副作用——眼球震颤、迷失方向、高血压、幻觉、紧张症、镇静、麻痹、麻木、躁狂症、心跳加快、瞳孔散大、癫痫持续状态。

院前处理——评估 ABC，给氧，监测生命体征，开通静脉通道，心电图。考虑使用苯二氮䓬类或抗精神病药物（如氟哌啶醇）。

主要注意事项——保护自己不受暴力患者的攻击。检查患者是否有因苯环己哌啶的麻醉作用而发生的外伤。

镇静剂（强效）　　　　　　　　•抗精神病药

常见品牌名及俗称——氟哌啶醇、替沃噻吨、氯丙嗪、丙氯拉嗪。

常见毒副作用——锥体束外症状、肌张力障碍、痉挛性肌肉疼痛、呼吸抑制、低血压、尖端扭转。

院前处理——对于锥体束外症状给予苯海拉明 25~50mg 静脉注射，或深部肌肉注射。评估 ABC，给氧，监测生命体征，ECG，考虑给予活性炭 50~100g 口服。对于低血压患者给予静脉补液。对于昏迷患者给予气管插管。

主要注意事项——保护患者的气管。

主要中毒综合征

中毒综合征	药物	症状和体征
兴奋剂	安非他明、甲基苯丙胺、可卡因、饮食控制、鼻充血减轻剂	躁动,激动,语言不休,失眠,厌食;瞳孔散大,心跳加快;呼吸急促,高血压或低血压;偏执狂,癫痫,心搏骤停
麻醉性(鸦片类制剂和阿片类药物)	海洛因、鸦片、吗啡、氢吗啡酮、芬太尼、羟考酮-阿司匹林结合(复方羟考酮)	瞳孔缩小(针尖样),显著的呼吸抑制;静脉吸毒者注射瘢痕;昏睡,麻木,昏迷
拟交感神经	伪麻黄碱、去氧肾上腺素、苯丙醇胺、安非他命、甲基苯丙胺	高血压,心跳加快,瞳孔散大,躁动和癫痫,高热
镇静和催眠	苯巴比妥钠、地西泮(安定)、硫喷妥钠、酒石酸唑吡坦(安必恩)、司可巴比妥	昏睡,去抑制,共济失调,言语不清,意识模糊,呼吸抑制,中枢神经系统抑郁症状恶化,低血压
胆碱能	二嗪农、高灭磷、对硫磷、甲氟、膦酸异丙酯、塔崩、乙基毒气(神经毒剂)	唾液分泌增加,流泪,肠道不适,腹泻,呼吸抑制,呼吸暂停,癫痫,昏迷
反副交感神经	阿托品、莨菪碱、抗组胺药、抗精神病药	口渴,面部发红,过高热,瞳孔散大,视力模糊,心跳加快;轻微幻觉,谵妄

第 9 章　常见实验室值

注:参考数值可能会因实验室或实验方法不同而有偏差。

■ 血液学

红细胞	男:4.2~5.6M/μL;女:3.8~5.1M/μL;儿童:3.5~5M/μL
白细胞	男/女:3.8~11.0K/mm³,儿童:5~10K/mm³
血红蛋白	男:14~18g/dL;女:11~16g/dL
	儿童:10~14g/dL;新生儿:15~25g/dL
红细胞压积	男:39%~54%;女:34%~47%;儿童:30%~42%
平均红细胞体积	78~98fl
红细胞平均血红蛋白量	27~35pg
红细胞平均血红蛋白浓度	31%~37%
中性白细胞	50%~81%
杆状细胞	1%~5%
淋巴细胞	14%~44%
单核细胞	2%~6%
嗜酸性细胞	1%~5%
嗜碱性细胞	0%~1%

■ 心脏标记物

详见高级生命支持部分,心脏标记面板

肌钙蛋白 I	0~0.1ng/mL(发病:4~6h;高峰:12~24h;恢复正常:4~7天)
肌钙蛋白 T	0~0.2ng/mL(发病:3~4h;高峰:10~24h;恢复正常:10~14天)
肌红蛋白	男性:10~95ng/mL;女性:10~65ng/mL(发病:1~3h;高峰:6~10h;恢复正常:12~24h)
肌酸激酶同工酶	女性:0~4ng/mL; 男性 0~4ng/mL>总数的 10%(发病:3~4h;高峰:12~24h;恢复正常:2~3h)

■ 普通生化值

丙酮	0.3%~2mg%
清白蛋白	3.5~5.0g/dL
碱性磷酸酶	32~110U/L
阴离子间隙	5~16mEq/L
氨	11~35μmol/L
淀粉酶	50~150U/dL
谷草转氨酶	男性:7~21U/L;女性:6~18U/L
直接胆红素	0.0~0.4mg/dL
间接胆红素	总胆红素—直接胆红素
总胆红素	0.2~1.4mg/dL
血尿素氮	6~23mg/dL
总钙	8~11mg/dL
二氧化碳	21~34mEq/L
一氧化碳	饱和度>10%出现症状

氯离子（Cl⁻）	96~112mEq/L
肌胺酸	男性：0.2~0.6mg/dL；女性：0.6~1mg/dL
肌酸酐	0.6~1.5mg/dL
乙醇	0mg；昏迷≧400~500mg
叶酸	2.0~21ng/mL
葡萄糖	70~110mg/dL（多尿期≧180mg/dL）
高密度脂蛋白	男性：25~65mg/dL；女性：38~94mg/dL
铁	52~169μg/dL
铁结合能力	246~455μg/dL
乳酸盐	0.3~2.3mEq/L
乳酸	0.4~2.3mEq/L
脂肪酶	10~140U/L
镁	1.5~2.5mg/dL
渗透压	276~295mOsm/kg
甲状旁腺素	12~68pg/mL
磷	2.2~4.8mg/dL
钾离子（K⁺）	3.5~5.5mEq/L
总蛋白	6.0~9.0g/dL
谷丙转氨酶	8~32U/L
钠离子（Na⁺）	135~148mEq/L
三碘甲状腺胺酸（T₃）	0.8~1.1μg/dL
甲状腺球蛋白	<55ng/mL
总甲状腺素（T₄）	5~13μg/dL
总蛋白	5~9g/dL
促甲状腺素	<9μU/mL
尿素氮	8~25mg/dL
尿酸	男性：3.5~7.7mg/dL；女性：2.5~6.6mg/dL

■ 凝血

激活全血凝固时间	90~130s
部分活化凝血酶时间	21~35s
出血时间	3~7min
纤维蛋白原	160~450mg/dL
人成纤维细胞表面抗原	<10μg/dL
血纤维蛋白溶酶原	62%~130%
血小板	140 000~450 000/mL
凝血酶原时间	PT
凝血酶原时间、国际标准化比值	正常值=0.9~1.2；深部静脉血栓、房颤、心包积液患者=2.0~3.0；人工心脏瓣膜或复发性栓子患者=2.5~3.5，临界值=5.0
部分凝血酶原时间	32~45s
凝血酶时间	11~15s

■ 尿

氯离子	<8mEq/L
颜色	淡黄色
钾离子	<8mEq/L
钠离子	10~40mEq/L
渗透压	80~1300mOsm/L
pH	4.6~8.0
蛋白	1~15mg/dL
比重	1.003~1.040

■ 24h 尿

淀粉酶	25~1100 IU/24h
钙	100~250mg/24h
氯化物	100~250mEq/24h
肌酐清除率	男性:100~140mL/min;男性:16~26mg/(kg·24h)
	女性:80~130mL/min;女性:10~20mg/(kg·24h)
肌酸酐	1~2g/24h
镁	6~9mEq/24h
渗透压	450~900mOsm/kg
磷	0.9~1.3g/24h
钾	35~85mEq/24h
蛋白	0~150mg/24h
钠	30~280mEq/24h
尿素氮	10~22g/24h
尿酸	240~755mg/24h

■ 血脂－成人

高密度脂蛋白	30~75mg/dL
低密度脂蛋白	理想指标<130mg/dL;心肌梗死病史者<70 岁
总胆固醇	理想指标<200mg/dL
三酰甘油	男性:40~170mg/dL;女性:35~135mg/dL

■ 脑脊液

外观	清亮
葡萄糖	40~85mg/dL
渗透压	290~298mOsm/L
压力	70~180mm/H_2O
蛋白	15~45mg/dL
细胞总数	0~5 个
白细胞	0~6/μL

■ 血药浓度峰值

对乙酰氨基酚	5~20mg/L
胺碘酮	0.5~2mg/L
丙戊酸钠	55~100μg/mL
地高辛	0.5~2μg/mL
丙吡胺	2~4mg/L
氟卡尼	0.2~1mg/L
利多卡因	1.5~5mg/L
锂	0.6~1.2mmol/L
苯巴比妥	15~40mg/L
苯妥英钠	10~20mg/L
普鲁卡因按	4~10mg/L
奎尼定	2.5~5mg/L
水杨酸	15~30mg/L
卡马西平	8~12μg/mL
茶碱	10~20mg/L

■ 抗生素谷浓度(和峰值)

阿米卡星	<10mg/L(20~40mg/L)
氯霉素	5~10mg/L(10~25mg/L)
庆大霉素	<2mg/L(4~10mg/L)
奈替米星	<2mg/L(4~10mg/L)
妥布霉素	<2mg/L(4~10mg/L)
万古霉素	<10mg/L(20~40mg/L)

■ 正常血流动力学参数 – 成人

	方程式	参考范围
动脉血氧饱和度		95%~100%
混合静脉血氧饱和度		60%~80%
中心静脉血氧饱和度		70%
动脉血压	收缩压	100~140mmHg
	舒张压	60~90mmHg
平均动脉压	收缩压+(2×舒张压)/3	70~105mmHg
右心房压力		2~6mmHg
右心室压力	右心室收缩压	15~30mmHg
	右心室舒张压	2~8mmHg
肺动脉压力	肺动脉收缩压	15~30mmHg
	肺动脉舒张压	8~15mmHg
平均肺动脉压力	肺动脉收缩压+(2×肺动脉舒张压)/3	9~18mmHg
肺毛细血管压/肺动脉阻塞压		6~12mmHg

	方程式	参考范围
左心房压力		4~12mmHg
心排血量	心率×每搏输出量	4.0~8.0L/min
心脏指数	心排血量/体表面积	2.5~4.0L/(min·m^2)
每搏输出量	心排血量/心率	60~100mL 每搏
每搏输出量指数	心脏指数/心率×1000	33~47mL/m^2 每搏
每搏输出量变异度	最大每搏输出量−最小每搏输出量/平均每搏输出量×100	10%~15%
体循环血管阻力	80×(肺动脉压力−右心房压力)/心排血量	800~1200 dyn·s/m^{-5}
体循环血管阻力指数	80×(肺动脉压力−右心房压力)/心脏指数	1970~2390 dyn·s/(m^{-5}·m^2)
肺血管阻力	80×(平均肺动脉压力 x 肺动脉阻塞压)/心排血量	<250dyn·s/m^{-5}
肺血管阻力指数	80×(平均肺动脉压力−肺动脉阻塞压)/心脏指数	255~285 dyn·s/(m^{-5}·m^2)
左心室搏功	心搏指数×平均动脉压 x0.0144	8~10g/(m·m^2)
左心室每搏动功指数	每搏输出量指数×(平均动脉压−肺动脉阻塞压)×0.0136	50~62g/m^2 每搏
右心室每搏功	心搏指数×平均动脉压×0.0144	51~61g/(m·m^2)
右心室每搏动功指数	每搏输出量指数×(平均肺动脉压−中心静脉压)×0.0136	5~10g/m^2 每搏
冠状动脉灌注压	舒张压−肺动脉阻塞压	60~80mmHg
左心室射血分数	每搏输出量/舒张末期血流速度×100	58%~75%(平均,65%)
动脉氧含量	(0.0138×血红蛋白×血氧饱和度+0.0031×动脉氧分压)	16~22mL/dL

	方程式	参考范围
静脉血氧含量	(0.0138×血红蛋白×混合静脉血氧饱和度 +0.0031)×混合静脉血氧分压	12~15mL/dL
动静脉血氧差	动脉血氧含量−混合静脉氧含量	4~6mL/dL
氧输送	动脉血氧含量×心排血量×10	950~1150mL/min
氧输送指数	动脉血氧含量×心脏指数	500~600mL/(min·m²)
氧耗	(动脉血氧含量−静脉血氧含量) ×心排血量×10	200~250mL/min
氧耗指数	(动脉血氧含量−静脉血氧含量) ×心脏指数×10	120~160mL/(min·m²)
氧提取率	(动脉血氧含量−静脉血氧含量)/ 动脉血氧含量×100	22%~30%
氧气萃取指数	(动脉血氧饱和度×混合静脉血氧饱和度)/动脉血氧饱和度× 100	20%~25%
脑灌注压	(平均动脉压−颅内压)	70~90mmHg
颅内压		5~15mmHg 或 5~10cmH₂O

■ 休克的血流动力学改变

休克类型	混合静脉氧含量	心排血量	动脉压	脉压	肺动脉压	体循环血管阻力	肺血管阻力	中心静脉压	肺毛细血管总阻力
过敏性休克	↓	↓	↓	↓	↓	↓	NC ↑	↓	↓
心源性休克	↓	↓	↓	↓	↑	↑ NC ↓	↑	NC ↑	↑
神经性休克	↓	NC ↓	↓	↓	↓	↓	NC	↓	↓
代偿性休克	↓	NC ↓	NC	↓	↓	↑	NC	↓	↓
失代偿性休克	↓	↓	↓	↓	↑	↑ NC ↓	↑	↑	↓
低动力型休克	↓ NC ↑	↓	↓	↑	↑	NC ↑	NC ↑	NC ↑	↓ NC ↑
高动力型休克	NC ↑	↑	NC ↓	↑ NC ↓	↑ NC ↓	↓	NC ↑	↓ NC	NC ↓

↑增加；↓降低；NC没有改变。

■ 血流动力学结果

药物	平均血压	心率	尿量	心排血量	平均动脉压	肺毛细血管楔压	体循环血管阻力	肺血管阻力	心脏指数	每搏输出量	中心静脉压
多巴酚丁胺	↑	↑	↑	↑	↑↓↓	↓	↓	↑	↑	↑	↓
多巴胺 0.5~5μg/(kg·min)	NC ↓	NC	↑↓	NC	NC ↓	NC	↓	NC	↓	NC	NC
多巴胺 5~10μg/(kg·min)	↑	↑	↑↓	↑	↑		↓	↑	↑	↑	↑
多巴胺 >10μg/(kg·min)	↑	↑	↓	↑	↑↑	↑↑	↑↑	↑	↑		↑
肾上腺素	↑	↑	↑↓	↑	↑	↑	↑	↑	↑	↑	↑
异丙肾上腺素	↓	↑	↑	↑	↓	↓	↓	↓	↑	↑	↓
米力农	↓	NC	↑	↑	↓	↓	↓	↓	↑	↑	↓
尼卡地平	↓	↑	↑	↑	↓	NC ↓	↓	↓	↑	↑	↓
硝酸甘油 20~40μg/min	NC	NC	NC	NC	NC	↓	NC	NC	↓	↑	↓
硝酸甘油 50~250μg/min	↓	↑	↓	↓	↓	↓	↓	↓	↓	↑	↓
硝普钠	↓	↑	↑	↑	↓	↓	↓	↓	↑	↑	↓
去甲肾上腺素	↑	NC	↑↓	↑	↑	↑	↑	↑	↓	↑	↑
去氧肾上腺素	↑	↓	↓	↓	↑	↑	↑	↑	↓	↓	↑

■ 血气

正常动脉血气值					
pH 值	PaCO$_2$	HCO$_3^-$	氧饱和度	氧分压	碱剩余
7.35~7.45	35~45 mmHg	22~26 mEq/L	96%~100%	85~100 mmHg	−2~2mmol/L

正常动脉血气值			
pH 值	PaCO$_2$	HCO$_3^-$	酸碱平衡失调
↓	↑	正常	呼吸性酸中毒
↑	↑	正常	呼吸性碱中毒
↓	正常	↓	代谢性酸中毒
↑	正常	↑	代谢性碱中毒
↓	↑	↑	呼吸性酸中毒合并代谢补偿
↑	↑	↑	代谢性酸中毒合并呼吸补偿
↓	↓	↓	代谢性酸中毒和呼吸性酸中毒
↑	↓	↑	代谢性碱中毒和呼吸性碱中毒

正常静脉血气值					
pH 值	PaCO$_2$	HCO$_3^-$	氧饱和度	氧分压	碱剩余
7.31~7.41	41~51 mmHg	22~29 mEq/L	60%~85%	34~40 mmHg	0~4mmol/L

■ 电话号码

911 通信中心

美国红十字会

紧急应变 1-800-424-9300

非紧急应变 1-800-262-8200

儿童保护服务

危机中心

家庭暴力庇护所

危险物品处理小组

收容所

医疗验尸官/法医

医疗资源中心

国家应变中心 1-800-424-8802

器官捐献中心

中毒控制中心 1-800-222-1222

公共卫生局

性虐待热线

州/城市 EMS 办公室

翻译服务

创伤中心

其他

其他

其他

其他

其他

其他

其他

■ 西班牙语翻译

在西班牙语中,"h"是不发音的;"ll"的发音像"y"[yip];"j"的发音像"h"[ham];"qu"的发音像"k"[keep];"n"的发音像"nya"[canyon])。重读元音[á,ó 等]的音节,则提示在发音时需重读。

病史和检查

我是一名医务辅助人员(消防人员,护士,医生)	Soy paramédico (bombero, enfermera/enfermero, médico).
我可以说一点西班牙语	Hablo un poco de español.
请问这里有人会说英语吗?	¿Alguien habla inglés?
你叫什么名字?	¿Cómo se llama usted?
我听不懂	No entiendo.
你能说慢一点吗?	¿Puede hablar más despacio, por favor?
先生/女士,醒醒	Despiértese, señor/señora.
做起来	Siéntese.
	Escúcheme.
你好	¿Cómo se siente?
你有脖子痛或背痛吗?	¿Le duele el cuello o la espalda?
你意识清楚吗?	¿Estuvo inconsciente?
动动你的手指和脚趾	Mueva los dedos de las manos y los pies.
今天是几号?	¿Qué día es hoy?
这是哪里?	¿Dónde estamos?
你在哪里?	¿Dónde está usted?
你的电话号码/	¿Cuál es su número de teléfono?
地址是?	… domicilio?
你在哪里出生?	¿Cuándo nació?

病史和检查

请坐在这里	Siéntese aquí, por favor.
请躺下	Acuéstese, por favor.
你有感觉到疼痛、呼吸困难、无力吗？	¿Tiene dolor?
	··· dificultad para respirar?
	··· debilidad?
哪里？	¿Dónde?
用你的手指去指哪里疼痛	Muéstreme con su mano dónde le duele.
呼吸时，你的疼痛会加重吗？	¿El dolor aumenta al respirar?
通过嘴做深呼吸	Respire profundo por la boca.
慢慢呼吸……	Respire lentamente ···
你平时服用过什么药物吗？	¿Qué medicina(s) toma?
你有没有喝酒？	¿Ha estado tomando alcohol?
你服用过什么药物吗？	¿Ha tomado alguna droga?
你有胸痛、心脏病、糖尿病、哮喘、过敏史吗？	¿Tiene dolor en el pecho?
	··· problemas del corazón?
	··· diabetes?
	··· asma?
	··· alergias?
你以前有过这种疼痛吗？	¿Ha tenido el mismo dolor en otras ocasiones?
多久以前？	¿Hace cúanto tiempo?
你有觉得胃部不舒服吗？	¿Tiene náuseas o asco?
你怀孕了吗？	¿Está embarazada?
你要呕吐吗？	¿Quiere vomitar?
你会没事的	Va a estar bien.
你会好起来的	Todo saldrá bien.
不严重	No es grave.
严重	Es grave.

治疗

请别动	Por favor, no se mueva.
怎么了？	¿Qué pasa?
你要去医院吗？	¿Quiere ir al hospital?
去哪个医院？	¿A cuál hospital?
你必须去医院	Tiene que ir al hospital.
我们要带你去医院	Le vamos a llevar al hospital.
我们要给你吸氧	Le vamos a poner oxígeno.
我们要为你放置颈托	Vamos a ponerle un collarín.
我们要给你输液	Vamos a ponerle un suero.

其他

谢谢	手
抱歉	头
你好	心
再见	帮助
是的	臀部
不是	高血压
腹部	腿
踝部	肺部
手臂	药物
背部	嘴
骨头	脖子
癌症	阴茎
胸部	担架
毒品	卒中
耳朵	喉咙
眼睛	阴道
脚	手腕
骨折	

■ 公制换算

体温		体重	
华氏度	摄氏度	磅	kg
106	41.1	396	180
105	40.6	374	170
104	40	352	160
103	39.4	330	150
102	38.9	308	140
101	38.3	286	130
100	37.8	264	120
99	37.2	242	110
98.6	37	220	100
98	36.7	209	95
97	36.1	198	90
96	35.6	187	85
95	35	176	80
94	34.4	165	75
93	33.9	154	70
92	33.3	143	65
91	32.8	132	60
90	32.2	121	55
89	31.7	110	50
88	31.1	99	45
87	30.6	88	40
86	30	77	35
85	29.4	66	30
84	28.9	55	25
83	28.3	44	20

（待续）

体温		体重	
华氏度	摄氏度	磅	kg
82	27.8	33	15
81	27.2	22	10
80	26.7	15	7
75	23.8	11	5
70	21.1	7.5	3.5
65	18.3	5	2.3
32	0	3	1.4

体积

1 茶匙=5mL

1 汤匙=15mL

1 液量盎司=30mL

1 夸脱=946mL

压力

1mmHg=1.36cmH$_2$O

长度

3/8 英寸=1cm

1 英寸=2.54cm

39.4 英寸=1cm

重量

1/150 格令=0.4mg

1/100 格令=0.6mg

1/65 格令=1mg

1 格令=65mg

15 格令=1g

1g=1000mg

1mg=1000μg

1 盎司=28g

1 磅=454g

2.2 磅=1kg

"3:00AM 规则"。

磅转换成→kg,除以 2,然后减去 10%。

第10章 处方药

A

ABILIFY(aripiprazole):安立复(阿立哌唑),抗精神病药;适应证:精神分裂症。

Acarbose(PRECOSE):阿卡波糖(拜糖平),口服降糖药;适应证:糖尿病。

ACCOLATE(zafirlukast):安可来(扎鲁司特),支气管痉挛抑制剂;适应证:哮喘。

ACCUNEB(albuterol):沙丁胺醇(舒喘灵),β_2 受体兴奋剂,支气管扩张剂;适应证:哮喘\慢性阻塞性肺病。

ACCUPRIL(quinapril):阿克普利(喹那普利),血管紧张素转化酶抑制剂;适应证:原发性高血压、充血性心衰。

ACCURETIC(quinapril/HCTZ):ACCURETIC(喹那普利/氢氯噻嗪,复方制剂),血管紧张素转化酶抑制剂、利尿剂;适应证:原发性高血压。

Acebutolol(SECTRAL):醋丁洛尔(塞克洛尔),β 受体阻滞剂;适应证:原发性高血压、心绞痛、心律失常。

ACEON(perindopril):培哚普利(哌啉多普利),血管紧张素转化酶抑制剂;适应证:原发性高血压、冠心病。

Acetaminophen(TYLENOL):对乙酰氨基酚(泰勒诺),非麻醉性止痛药。

Acetazolamide(DIAMOX):醋唑磺胺(代尔莫斯),利尿剂、抗痉挛药;适应证:青光眼、心力衰竭水肿、癫痫、高山病。

ACIPHEX(rabeprazole):波利特(雷贝拉唑),胃酸分泌抑制剂;适应证:溃疡、胃食管反流病、卓-艾综合征。

ACLOVATE(aclometasone):爱克维特(阿氯米松),局部用皮质甾类药;适应证:皮疹、牛皮癣。

ACTICIN(permethrin):ACTICIN(苄氯菊酯),灭疥癣药;适应证:疥疮。

ACTIFED(triprolidine/pseudoephedrine):鼻痛(曲普利啶/伪麻黄碱复方制剂),抗组胺药、解充血药;适应证:过敏反应、花粉症、感冒。

ACTIGALL(ursodiol):阿克地尔(熊二醇),胆汁酸;适应证:胆结石。

ACTIQ(fentanyl):ACTIQ(芬太尼),口腔黏膜麻醉性镇痛药;适应证:慢性癌痛。

ACTONEL(risedronate):安妥良(利塞磷酸盐),减少骨丢失药;适应证:骨质疏松症、佩吉特病。

ACTOS(pioglitazone):爱妥糖(匹格列酮),口服降糖药;适应证:糖尿病。

Acyclovir(ZOVIRAX):无环鸟苷(阿昔洛韦),抗病毒药;适应证:疱疹、带状疱疹、水痘。

ADALAT、ADALAT CC(nifedipine):拜新同,冠达悦喜乐锭(硝苯地平),钙通道阻滞药;适应证:心绞痛、原发性高血压。

ADDERALL(amphetamines):阿得拉(氨非他明),中枢神经系统兴奋剂;适应证:小儿多动症、发作性嗜睡症。

ADRENALIN(epinephrine):ADRENALIN(肾上腺素),支气管扩张药、血管升压药;适应证:哮喘、危及生命的过敏反应。

ADVAIR DISKUS(fluticasone/salmeterol):沙美特罗干粉吸入剂(氟地松/沙美特罗复方制剂),吸入性类固醇、β_2支气管扩张剂;适应证:哮喘、慢性阻塞性肺病。

ADVICOR(niacin/lovastatin):ADVICOR(烟酸/洛伐他丁复方制剂),抗高血脂药;适应证:高胆固醇血症。

AEROBID, AEROBID M(flunisolide):爱诺比德、氟尼缩松吸入气溶胶(氟尼缩松),吸入性类固醇药;适应证:哮喘、支气管炎。

AGGRENOX(aspirin/dipyridamole):脑康平(阿司匹林/双嘧达莫复方制剂):抗血小板剂;适应证:减少脑卒中风险。

Albuterol(PROVENTIL):沙丁胺醇(普罗温地尔),β_2 支气管扩张兴奋剂;适应证:哮喘、慢性阻塞性肺病。

ALDACTAZIDE(HCTZ/spironolactone):阿尔噻嗪(氢氯噻嗪/螺甾内酯复方制剂),利尿剂;适应证:原发性高血压、液体潴留。

ALDACTONE(spironolactone):安体舒通(螺内酯),保钾利尿剂;适应证:充血性心力衰竭、终末期肝病、原发性高血压。

ALDOMET(methyldopa):阿多美特(甲基多巴),中枢降压药;适应证:原发性高血压。

Alendronate(FOSOMAX):阿伦磷酸钠(福善美),减少骨丢失药;适应证:骨质疏松症、佩吉特氏病。

ALLEGRA(fexofenadine):艾勒格拉(非索非那定),抗组胺药;适应证:过敏。

Allopurinol(ZYLOPRIM):别嘌呤醇(再乐普),黄嘌呤氧化酶抑制剂;适应证:痛风。

Alosteron(LOTRONEX):阿洛司琼(罗肠欣),止泻剂;适应证:激惹性结肠。

Alprazolam(XANAX):阿普唑仑(赞安诺),苯二氮䓬类药;适应证:焦虑症、恐慌症。

ALTACE(ramipril):阿泰斯(雷米普利),血管紧张素转化酶抑制剂;适应证:原发性高血压、心肌梗死引起的充血性心力衰竭。

ALUPENT(metaproterenol):阿鲁彭特(异丙喘宁),β_2 支气管扩张兴奋剂;适应证:哮喘、支气管炎、慢性阻塞性肺病。

Amantadine(SYMMETREL):金刚烷胺(舒米体),抗病毒药;适应证:甲型流感、帕金森病。

AMARYL(glimepiride):阿姆里尔(格列苯脲),口服降糖药;适应证糖尿病。

AMBIEN(zolpidem):阿姆贝恩(唑吡坦),镇静剂;适应证:失眠症。

AMERGE(naratriptan):那拉曲坦,选择性5羟色胺受体激动剂;适应证:急性偏头痛。

Amiloride(MIDAMOR):阿米洛利(咪达莫),利尿剂;适应证:原发性高血压、液体潴留。

Amiloride/HCTZ(MODURETIC):阿米洛利/氢氯噻嗪复方制剂(美杜雷),利尿剂;适应证:原发性高血压、液体潴留。

Aminophylline:氨茶碱,支气管扩张剂;适应证:慢性阻塞性肺病、哮喘、支气管炎。

Amiodarone(CORDARONE,PACERONE):胺碘酮(可达龙、PAC-CERONE),抗心律失常药;适应证:心律失常。

AMITIZA(lubiprostone):鲁比前列酮,肠兴奋剂;适应证:慢性特发性便秘。

Amitriptyline:阿米替林,三环抗抑郁药;适应证:抑郁症,神经性疼痛。

AmLodipine(LOTREL):氨氯地平(洛彻尔),钙通道阻滞剂;适应证:原发性高血压、心绞痛。

Amoxapine(ASENDIN):阿莫沙平(阿森丁),三环抗抑郁药。

Amoxicillin(AMOXIL):阿莫西林(阿莫仙),青霉素类抗生素。

Amoxicillin/claculanate(Augmentin):阿莫西林/克拉维酸(沃格孟汀),青霉素类抗生素。

AMOXIL(amoxicillin):阿莫仙(阿莫西林),青霉素类抗生素。

Amphetamine(ADDERALL):安非他明(阿得拉),兴奋剂;适应证:多动症。

Amphotericin B(FUNGIZONE):两性霉素B(锋克松),抗真菌剂;适应证:真菌感染。

Ampicillin：氨苄西林，青霉素类抗生素。

ANAFRANIL(clomipramine)：安那拉尼(氯米帕明)，三环抗抑郁药；适应证：强迫症。

ANAPROX, ANAPROX DS(naproxen)：阿诺普罗、萘普生，非甾体类镇痛药；适应证：关节炎、疼痛。

ANTABUSE(disulfiram)：安塔布司(戒酒硫)，遏制乙醇滥用药；适应证：乙醇滥用。

ANTIVERT(meclizine)：安替弗特(敏克静)，止吐剂；适应证：晕动病。

ANZEMET(dolasetron)：安泽美(多拉司琼)，止吐剂；适应证：化疗、麻醉或手术引起的恶心、呕吐。

APAP(acetaminophen)：扑热息痛(对乙酰氨基酚)，非麻醉性止痛药；适应证：轻度至中度疼痛。

ARALEN(chloroquine)：爱罗来(氯喹)，抗疟疾药；适应证：疟疾。

ARANESP(darbepoetin)：安然爱斯普(达贝泊汀)，红细胞生成刺激剂；适应证：贫血。

ARAVE(lefluomide)：爱诺华(来氟米特)，免疫调制剂；适应证：类风湿性关节炎。

ARICEPT(donepezil)：艾里赛特(多奈哌齐)，胆碱强化剂；适应证：阿尔茨海默病。

ARISTOCORT(triamcinolone)：阿利特考(氟羟氢化泼尼松)，皮质类固醇药；适应证：关节炎、严重过敏、哮喘。

ARIXTRA(fondaparinux)：戊聚糖钠(磺达肝葵钠)，抗凝剂；适应证：深静脉血栓、肺栓塞。

AMOUR THYROID：甲状腺素片，甲状腺激素类药；适应证：甲状腺功能减退。

ARTHROTEC(diclofenac/misoprostol)：阿索泰克(双氯芬酸/米索前列醇复方制剂)，非甾体类镇痛药，抗溃疡；适应证：关节炎。

ASACOL(mesalamine)：亚沙克(美沙拉嗪)，消炎药；适应证：结肠炎。

Aspirin(acetylsalicylic acid，ASA)：阿司匹林(乙酰水杨酸，ASA)，非甾体类镇痛药；适应证：疼痛。

ASTELIN(azelastine)：爱赛平(氮卓斯汀)，抗组胺药；适应证：过敏性鼻炎。

ASTRAMORPH PF(morphine)：吗啡，麻醉性镇痛药；适应证：疼痛。

ATACAND(candesartan)：阿塔坎德(坎地沙坦)，血管紧张素转化酶抑制剂；适应证：原发性高血压、充血性心力衰竭。

ATARAX(hydroxyzine)：安泰乐(羟嗪)，抗组胺药；适应证：因过敏引起的瘙痒、晕动病、戒酒。

Atenolol(TENORMIN)：阿替洛尔(天诺敏)，β受体阻滞剂；适应证：原发性高血压、心绞痛、急性心肌梗死。

Atenolol/Chlorthalidone(TENORETIC)，阿替洛尔/氯塞酮复方制剂(复方氨酰心安)：β受体阻滞剂、利尿剂；适应证：原发性高血压。

ATIVAN(lorazepam)：阿地凡(劳拉西泮)，苯二氮类催眠药；适应证：焦虑症。

Atovaquone(MEPRON)：阿托伐醌(MEPRON)，抗原虫药；适应证：卡氏肺孢子病。

ATRIPLA(tenofovir，emtricitabine，efavirenz)：立普妥(泰诺福韦、恩曲他滨、依法韦仑)，抗反转录病毒药；适应证：艾滋病(获得性免疫综合征)。

ATROVENT(ipratropium)：定喘乐(异丙托铵)，吸入抗胆碱能支气管扩张剂；适应证：慢性阻塞性肺疾病。

AUGMENTIN(amoxicillin，clavulanate potassium)：沃格孟汀(阿莫西林、克拉维酸钾)，青霉素类抗生素；适应证：细菌感染。

AURALGAN(benzocaine/antipyrine)：奥雷根(苯坐卡因/安替比林复方制剂)，缓解耳源性疼痛药；适应证：急性中耳炎。

AVALIDE(irbesartan/hydrochlorothiazide):厄贝沙坦/氢氯噻嗪复方制剂,血管紧张素受体阻断剂、利尿剂;适应证:原发性高血压。

AVANDAMET(rosiglitazone/metformin):文迪美(罗格列酮/二甲双胍),口服降糖药;适应证:糖尿病。

AVANDIA(rosiglitazone):文迪雅(罗格列酮),口服降糖药;适应证:糖尿病。

AVAPRO(irbesartan):安博维(伊贝沙坦),血管紧张素受体阻断剂;适应证:原发性高血压、糖尿病性肾病。

AVELOX(moxifloxacin):拜复乐(莫西沙星),氟喹诺酮类抗生素;适应证:支气管炎、肺炎。

AVINZA(morphineER):硫酸吗啡,麻醉性镇痛药;适应证:剧痛。

AVODART(dutasteride):适尿痛(度他雄胺),雄性激素抑制药;适应证:良性前列腺增生。

AVONEX(interferon):干扰素,免疫调制剂;适应证:多发性硬化。

AXERT(almotriptan):阿莫曲普坦,选择性 5 羟色胺受体激动剂;适应证:偏头痛。

AXID(nizatadine):艾克斯德(尼扎替丁),组胺受体 2 阻滞剂、胃酸分泌拮抗剂;适应证:溃疡。

AYGESTIN(norethindrone):炔诺酮(诺乙雄龙),激素类药;适应证:闭经、子宫内膜异位症。

AZACTAM(aztreonam):艾扎可坦(噻肟单酰胺菌素),单菌曲酶抗生素;适应证:细菌感染。

Azathioprine(IMURAN):咪唑硫嘌呤(依木兰),免疫抑制剂;适应证:器官移植、狼疮、类风湿性关节炎。

Azelastine(OPTIVAR):氮䓬斯汀(敏奇),抗组胺药;适应证:花粉热、过敏反应。

AZILECT(rasagiline):安齐来(雷沙吉兰),单胺氧化酶抑制剂,减缓多巴胺的代谢;适应证:帕金森病。

Azithromycin(ZITHROMAX):阿奇霉素(齐斯若马),大环内酯类抗生素;适应证:细菌感染。

AZMACORT(triamcinolone):曲安奈德(氟羟氢化泼尼松),吸入皮质激素类药;适应证:哮喘。

AZOPT OPTH(brinzolamide):派立明 滴眼液(布林佐胺),碳酸酐酶抑制剂;适应证:青光眼、高压眼症。

AZT(zidovudine):叠氮胸苷(齐多夫定),抗反转录病毒药;适应证:艾滋病。

Aztreonam(AZACTAM):氨曲南(艾扎可坦),单菌曲酶抗生素;适应证:细菌感染。

AZULFIDINE-EN(sulfasalazine):柳氮磺胺嘧啶,抗炎药;适应证:溃疡性结肠炎、关节炎。

B

B & O SUP(belladonna,opium):颠茄,鸦片,抗痉挛药、止痛药;适应证:输尿管痉挛性疼痛。

Bacitracin:杆菌肽;适应证:表面感染。

Bacitracin/Neomycin/Polymyxin/HC(cortisporin):杆菌肽/新霉素/多黏菌素/氢化可的松复方制剂(药物合剂软膏),局部抗生素、激素类药;适应证:皮肤感染/炎症。

Bacitracin/Polymyxin (polysprorin):杆菌肽/多黏菌素复方制剂(polysporin),局部抗生素制剂。

Baclofen:巴氯芬,肌肉松弛剂;适应证:重硬化症引起的痉挛、脊髓疾病。

Balsalazide(COLAZAL):巴柳氮钠(巴柳氮),抗炎药;适应证:溃疡性结肠炎。

Beclomethasone(QVAR):倍氯米松(丙酸倍氯米松气雾剂),吸入皮质激素类药;适应证:哮喘。

BECONASE AQ(beclomethasone):贝科耐斯 鼻喷雾剂(倍氯米松),鼻腔类固醇药;适应证:过敏反应。

Belladonna Alkaloids(DONNATAL):颠茄生物碱/苯巴比妥米那复方制剂(DONNATAL),解痉药;适应证:肠易激惹综合征。

Benazepril(LOTENSIN):贝那普利(洛钉新),血管紧张素转化酶抑制剂;适应证:原发性高血压。

Benazepril/HCTZ(LOTENSIN HCT):贝那普利/氢氯噻嗪复方制剂(LOTENSIN HCT),血管紧张素转化酶抑制剂、利尿剂;适应证:原发性高血压。

BENICAR(olmesartan):奥美沙坦酯,血管紧张素 II 受体拮抗剂;适应证:原发性高血压。

BENTYL(dicyclomine):苯替尔(双环维林),抗胆碱能药;适应证:肠易激惹综合征。

Benzonatate(TESSALON):苯佐那酯(退嗽露),止咳剂;适应证:咳嗽。

Benzphetamine(DIDREX):苄非他明(代雷克斯),安非他明类药;适应证:肥胖。

Benztropine(COGENTIN):甲磺酸苯扎托品(可赞汀),抗胆碱能药;适应证:帕金森病、锥体外系疾病。

BETAGAN OPTH(levobunolol):见他根滴眼液(左布诺洛尔),β 受体阻滞剂,降低眼压;适应证:青光眼。

Betamethasone(CELESTON):倍他米松(西莱斯通),皮质类固醇抗炎药。

BETAPACE(sotalol):贝塔派斯(索他洛尔),抗心律失常药;适应证:心律失常。

BETASERON(interferon):干扰素,免疫调制剂;适应证:多发性硬化。

Betaxolol(KERLONE):倍他洛尔(克尔伦),β 受体阻滞剂;适应证:原发性高血压。

Bethanechol(URECHOLINE):氨甲酰甲胆碱(氯贝胆碱),抗胆碱酯酶药;适应证:尿潴留。

BETOPTIC(betaxolol):贝托提克(倍他洛尔),β受体阻滞剂(眼科);适应证:青光眼。

BIAXIN(clarithromycin):拜阿克新(克拉霉素),大环内酯类抗生素;适应证:细菌感染。

BICILLIN(penicillin):拜西林(盘尼西林),青霉素类抗生素;适应证:细菌感染。

BIDIL(hydralazing/isosorbide dinitrate):拜迪尔(肼屈嗪/硝酸异山梨酯复方制剂),血管扩张剂;适应证:心衰。

Bisacodyl(DULCOLAX):双醋苯啶(乐可舒),泻药;适应证:便秘。

Bismuth(PEPTO-BISMOL):铋(佩托比斯摩),胃肠病药,适应证:消化不良、腹泻。

Bisoprolol(zebeta):比索洛尔(泽贝塔),β受体阻滞剂;适应证:原发性高血压。

Bisoprolol/HCTZ(ZIAC):比索洛尔/氢氯噻嗪(ZIAC),β受体阻滞剂、利尿剂;适应证:原发性高血压。

BONIVA(ibandronate):帮罗力(伊班膦酸钠),破骨细胞抑制剂;适应证:骨质疏松症。

BRETHINE(terbutaline):普雷西汀(特布他林),$β_2$受体兴奋剂;适应证:慢性阻塞性肺病、哮喘。

BREVICON:炔诺酮炔雌醇避孕药,口服避孕药。

Brimonidine(ALPHAGAN):溴尼莫定(阿法根),α肾上腺素受体激动药;适应证:青光眼、高眼压症。

Brinzolamide(AZOPT OPHTHALMIC):布林唑胺(派立明滴眼液),α肾上腺素受体激动药;适应证:青光眼、高眼压症。

Bromocriptine(PARLODEL):溴麦角环肽(溴隐亭),多巴胺激动药;适应证:帕金森病、高催乳素血症、肢端肥大症。

Brompheniramine(BROMFED):溴苯那敏(BROMFED),抗组胺药;适应证:过敏反应。

Budesonide(RHINOCORT,PULMICORT):布地奈德(赖诺科特、帕米考特),鼻腔吸入糖皮质激素类药;适应证:过敏性鼻炎、哮喘。

Bumetanide(BUMEX):布美他尼 (普麦西),利尿剂;适应证:水肿、充血性心力衰竭。

BUPAP(butalbital,acetaminophen):BUPAP(布他比妥、对乙酰氨基酚),镇静镇痛药;适应证:紧张性头痛。

Buprenorphine:丁丙诺啡,阿片受体拮抗剂;适应证:阿片类依赖。

Bupropion(WELLBUTRIN,ZYBAN):安非他酮(威布林、雷班),抗抑郁药;适应证:抑郁症、戒烟。

Buspirone(BUSPAR):丁螺环酮(布斯帕),抗焦虑药;适应证:焦虑障碍。

Busfulfan(MYLERAN):白消安(马瑞兰),抗癌药;适应证:慢性髓细胞性白血病。

Butalbita/Acetaminophen/Caffeine(FIORICET/ESGIC):布他比妥/对乙酰氨基酚/咖啡因复方制剂(FIORICET/异丁巴比妥),镇静镇痛药;适应证:紧张性头痛。

Butalbita/Aspirin/Caffeine(FIORINAL):布他比妥/阿司匹林/咖啡因复方制剂(FIORINAL),镇静镇痛药;适应证:紧张性头痛。

Butorphanol(STADOL):布托啡诺(斯代多),阿片类镇痛药;适应证:疼痛。

BYETTA(exenatide):百泌达(艾塞那肽),促进胰岛素分泌剂;适应证:Ⅱ型糖尿病。

C

CADUET(amLodipine/torvastatin):脂脉优(氨氯地平/阿托伐他丁复方制剂),钙阻滞剂、降血脂药;适应证:原发性高血压和高胆固醇。

CAFERGOT(ergotamine/caffeine):加非葛(麦角胺/咖啡因),血管收缩药;适应证:偏头痛、紧张性头痛。

CALAN,CALAN SR(verapamil):卡兰、卡兰缓释剂(维拉帕米),钙通道阻滞剂;适应证:心绞痛、原发性高血压、预防头痛、戒律异常。

CALCIFEROL(ergocalciferol):钙佛醇2(麦角钙化甾醇),维生素 D 补充剂;适应证:低钙血症、甲状旁腺功能减退、软骨病、骨营养障碍。

CALCUEX(calcitriol):CALCUEX(骨化三醇),维生素 D 补充剂;适应证:肾脏疾病引起的低钙血症、甲状旁腺功能减退、骨病。

Calcipotriene(DOVONEX):卡泊三烯(道维纳克),维生素 D 受体激动剂;适应证:牛皮癣。

Calcitonin-Salmon(MIACALCIN):鲑鱼降钙素制剂(密钙息),骨吸收抑制剂激素;适应证:高钙血症、佩吉特病、骨质疏松症。

Calcitriol(CALCIJEX,ROCALTROL):骨化三醇(钙治捷、罗开罗尔),维生素 D 补充剂;适应证:肾脏疾病引起的低钙血症、甲状旁腺功能减退、骨病。

CAMPRAL(acamprostate):坎普拉尔(阿坎酸),减少乙醇阶段症状;适应证:乙醇依赖。

Candesartan(ATACAND):坎地沙坦(阿塔坎德),血管紧张素转化酶抑制剂;适应证:原发性高血压、充血性心力衰竭。

CAPOTEN(captopril):开博通(卡托普利),血管紧张素转化酶抑制剂;适应证:充血性心力衰竭、原发性高血压、糖尿病肾病。

Capsaincin(ZOSTRIX):辣椒素(佐斯托利),外用止痛药;适应证:肌肉、关节疼痛,关节炎。

Captopril(CAPOTEN):卡托普利(开博通),血管紧张素转化酶抑制剂;适应证:原发性高血压、充血性心力衰竭、糖尿病肾病。

CARAFATE(sucralfate):胃溃宁(硫糖铝),肠胃病药;适应证:十二指肠溃疡。

Carbamazepine(CARBATROL,TEGRETOL):卡巴咪嗪(卡马西平、得理多),抗惊厥药;适应证:癫痫、三叉神经痛、双相情感障碍。

CARBATROL(carbamazepine):卡马西平(卡巴咪嗪),抗惊厥药;适应证:癫痫、三叉神经痛、双相情感障碍。

Carbidopa/Levodopa(SINEMET,PARCOPA):卡比多巴/左旋多巴复方制剂(信尼麦/PARCOPA),多巴胺前体药;适应证:帕金森病。

CARDIZEM(diltiazem):卡地赞姆(地尔硫䓬),钙通道阻滞剂;适应证:心绞痛、原发性高血压。

CARDURA(doxazosin):卡度拉(多沙唑嗪),α受体阻滞剂;适应证:原发性高血压、良性前列腺增生。

Carisoprodol(SOMA):卡立普多(施安),骨骼肌肉松弛药;适应证:肌肉骨骼痛。

Carvedilol(COREG):卡维地洛(克为德),α和β受体阻滞剂;适应证:心绞痛、心力衰竭、原发性高血压。

CASODEX(bicalutamide):卡索代克(比卡鲁胺),抗雄激素物质;适应证:前列腺癌。

CATAPRES,CATAPRES TTS(clonidine):凯特普雷、凯特普雷贴剂(可乐定),中枢性α受体激动剂;适应证:原发性高血压。

CECLOR(cefaclor):希克罗(头孢克洛),头孢菌素;适应证:细菌感染。

CEDAX(ceftibuten):西达克斯(头孢布烯),头孢菌素;适应证:细菌感染。

Cefaclor(CECLOR):头孢克洛(希克罗),头孢菌素;适应证:细菌感染。

Cefadroxil(DURICEF):头孢羟氨苄(多瑞赛福),头孢菌素;适应证:细菌感染。

Cefazolin(ANCEF):头孢唑啉(安赛福),头孢菌素;适应证:细菌感染。

Cefdinir(OMNIFEF)：头孢地尼(世扶尼)，头孢菌素；适应证：细菌感染。

Cefepime(MAXIPIME)：头孢吡肟(马斯平)，头孢菌素；适应证：细菌感染。

Cefixime(SUPRAX)：头孢克肟(世福素)，头孢菌素；适应证：细菌感染。

CEFIZOX(ceftizoxime)：施福泽(头孢唑肟)，头孢菌素；适应证：细菌感染。

Cefotetan(CEFOTAN)：头孢替坦(赛福坦)，头孢菌素；适应证：细菌感染。

Cefoxitin(MEFOXIN)：头孢西丁(美福仙)，头孢菌素；适应证：细菌感染。

Cefpodoxime(VANTIN)：头孢泊肟(头孢泊污酯)，头孢菌素；适应证：细菌感染。

Cefprozil(CEFZIL)：头孢罗齐(塞夫齐尔)，头孢菌素；适应证：细菌感染。

Ceftazidime(FORTAZ)：头孢他啶(福特兹)，头孢菌素；适应证：细菌感染。

Ceftibuten(CEDAX)：头孢布腾(西达克斯)，头孢菌素；适应证：细菌感染。

CEFTIN(cefuroxime)：西福辛(头孢呋辛)，头孢菌素；适应证：细菌感染。

Ceftizoxime(CEFIZOX)：头孢唑肟(施福泽)，头孢菌素；适应证：细菌感染。

Cefuroxime(CEFTIN)：头孢呋辛(西福辛)，头孢菌素；适应证：细菌感染。

CEFZIL(cefprozil)：头孢罗齐(头孢罗齐)，头孢菌素；适应证：细菌感染。

CELEBREX(celecoxib):塞勒雷斯(塞来昔布),非甾体消炎药;适应证:关节炎、急性疼痛。

CELEXA(citalopram):西莱克萨(西酞普兰),选择性五色胺再吸收抑制剂;适应证:抑郁症。

CELONTIN(methsximide):西龙汀(甲琥胺),抗惊厥药;适应证:意识丧失型癫痫。

Cephalexin(KEFLEX):头孢氨苄(克非力),头孢菌素;适应证:细菌感染。

CEREBYX(fosphenytion):CEREBYX(磷苯妥英),抗痉挛药;适应证:癫痫。

Cetirizine(ZYRTEC):西替利嗪(雷尔泰克),抗组胺药;适应证:过敏性鼻炎、风疹。

CHANTIX(varenicline):戒必适(瓦伦尼克林),烟碱受体激动剂;适应证:戒烟。

Chloral Hydrate:水合氯醛:镇静剂、安眠药;适应证:失眠、疼痛、乙醇戒断反应。

Chlordiazepoxide(LIBRIUM):氯氮(利瑞尔),苯二氮䓬类药物;适应证:焦虑、乙醇戒断引起的躁动。

Chloroquine(ARALEN):氯喹宁(爱罗来),抗疟药,阿米巴制剂;适应证:疟疾。

Chlorothiazide(DIURIL):氯噻嗪(代优利尔),利尿剂;适应证:充血性心力衰竭引起的液体潴留、肾衰竭、原发性高血压。

Chlorpheniramine(CHLOR-TRIMETON):马来酸氯苯那敏(氯屈米通),抗组胺药;适应证:感冒、过敏反应。

Chlorpromazine(THORAZINE):氯丙嗪(索拉嗪),抗精神病药;适应证:精神分裂症。

Chlorthalidone(HYGROTON):氯噻酮(海灵东),利尿剂;适应证:充血性心力衰竭引起的液体潴留、肾衰竭、原发性高血压。

Chlorzoxazone(PARAFON FORTE):氯唑沙宗(潘芬福特),骨骼肌肉松弛剂。

Cholestryramine(QUESTRAN):考来烯胺(消胆胺),胆汁酸螯合剂;适应证:降血脂。

CIALIS(tadalafil):希爱力(他达拉非),血管扩张剂;适应证:男性勃起功能障碍。

Cidofovir(VISTIDE):西多福韦(维思蒂德),抗病毒药;适应证:艾滋病巨细胞病毒。

Cilostazol(PLETAL):西洛他唑(培达),血管扩张剂、血小板抑制剂;适应证:腿抽筋。

Cimetidine(TAGAMET):西咪替丁(泰胃美),组胺 2 受体阻滞剂、抑制胃酸分泌药;适应证:胃溃疡。

CIPRO(ciprofloxacin):塞普洛(环丙沙星),喹诺酮类抗生素;适应证:细菌感染。

Ciprofloxacin(CIPRO):环丙沙星(塞普洛),喹诺酮类抗生素;适应证:细菌感染。

Citalopram(CELEXA):西酞普兰(西酞普兰),五羟色胺再摄取抑制剂;适应证:抑郁症。

CLAFORAN(cefotaxime):凯福隆(头孢噻肟),头孢菌素类抗生素;适应证:细菌感染。

CLARINEX(desloratadine):地洛他定(氯雷他定),抗组胺药;适应证:荨麻疹、过敏。

Clarithromycin(BIAXIN):克拉霉素(拜阿克新),大环内酯类抗生素;适应证:细菌感染。

CLIMARA(estradiol):克莱默雷(雌二醇),经皮吸收雌激素;适应证:更年期综合征。

Clindamycin(CLEOCIN):克林霉素(克利新),抗生素;适应证:细菌感染。

CLINORIL(sulindac):克林利尔(舒林酸),非甾体类镇痛药;适应证:关节炎、急性疼痛。

Clobetasol(TEMOVATE):氯倍他索(特美维特),局部类固醇抗炎药;适应证:皮肤病。

Clomipramine(ANAFRANIL):氯米帕明(安那拉尼),三环化合物;适应证:强迫症。

Clonazepam(KLONOPIN):氯硝西泮(克诺平),抗痉挛药;适应证:癫痫、恐慌症。

Clonidine(CATAPRES):可乐定(凯特普雷),中枢性 α 受体激动剂;适应证:原发性高血压。

Clopidogrel(PLAVIX):氯吡格雷(普拉维斯),抗血小板药;适应证:脑卒中。

Clorazepate(TRANXENE):氯拉䓬酸(安兰辛),苯二氮䓬类药;适应证:焦虑/精神分裂症。

Clotrimazole(MYCELEX,LOTRIMIN AF):克霉唑(美霉唑、乐特明),抗真菌药;适应证:真菌感染。

Clotrimazole/betamethasone(LOTRISONE):克霉唑/倍他米松复方制剂(洛特松),外用抗真菌药。

Clozapine(CLOZARIL):氯氮平(可治律),抗精神病药;适应证:精神分裂症。

CLOZARIL(clozapine):可治律(氯氮平),抗精神病药;适应证:精神分裂症。

Codeine:可待因,麻醉性镇痛药。

COGENTIN(benztropine):可赞汀(苯扎托品),抗胆碱能剂;适应证:帕金森病、锥体外系反应。

COGNEX(tacrine):科奈斯(他克林),胆碱酯酶抑制药;适应证:阿尔茨海默病。

COLACE(docusate):柯雷丝(多库酯钠),大便软化剂;适应证:便秘。

COLAZAL(balsalazide):巴柳氨二钠(巴柳氮),抗炎药;适应证:溃疡性结肠炎。

Colchicine:秋水仙碱,抗炎药;适应证:痛风。

Colesevelam(WELCHOL):考来维仑(WELCHOL),胆汁酸螯合剂;适应证:高脂血症。

COLESTID(colestipol):考来替地(考来替泊),胆汁酸螯合剂;适应证:高脂血症。

Colestipol(COLESTID):考来替泊(考来替地),胆汁酸螯合剂;适应证:高脂血症。

Colistimethate(COLY-MYCIN M):甲磺酸黏菌素(克利美新 M),抗炎药;适应证:假单胞菌属感染。

COLY-MYCIN M(colistimethane):克利美新 M(甲磺酸黏菌素),抗炎药;适应证:假单胞菌属感染。

COMBIPATCH(estradiol,norethindrone):雌二醇-炔诺酮醋酸酯贴剂(雌二醇/诺乙雄龙复方制剂),雌激素类药;适应证:更年期综合征。

COMBIVENT(albuterol/ipratropium):科姆文特(沙丁胺醇/异丙托铵复方制剂),支气管扩张剂;适应证:哮喘、慢性阻塞性肺疾病。

COMBIVIR(lamivudine/zidovudine):科姆维尔(拉米夫定/齐多呋定复方制剂),抗反转录病毒药;适应证:艾滋病。

COMTAN(entacapone):珂丹(恩他卡朋)儿茶酚邻位甲基转移酶抑制剂;适应证:帕金森病。

CONCERTA(methylphenidate):专注达(哌甲酯),兴奋剂;适应证:小儿多动症、发作性嗜睡症。

COPAXONE(glatiramer):考帕松(格拉替雷),免疫调变剂;适应证:多发性硬化症。

COPEGUS(ribavirin):利巴韦林(病毒唑),抗病毒药;适应证:丙肝。

CORDARONE(amiodarone):可达龙(胺碘酮),抗心律失常药;适应证:心律失常。

COREG(carvedilol):COREG(卡维地洛),α 和 β 受体阻滞剂;适应证:原发性高血压、充血性心力衰竭、心绞痛。

CORGARD(nadolol):科佳得(纳多洛尔),β-受体阻滞剂;适应证:原发性高血压、心绞痛。

CORTIFOAM(hydrocortisone):CORTIFOAM(氢化可的松),甾体类抗炎药;适应证:直肠炎、各种皮肤病。

CORTISOL(hydrocortisone):可的索(氢化可的松),甾体类抗炎药;适应证:关节炎、过敏反应、哮喘。

Cortisone:可的松,甾体类抗炎药;适应证:各种皮肤病、过敏、肾上腺皮质功能不全。

CORVERT(ibutilide):卡沃特(依布利特),抗心律失常药;适应证:心房颤动、心房扑动。

COSOPT(timolol/dorzolamide):可速普特(噻吗洛尔/多佐胺复方制剂),降低眼内压药;适应证:青光眼。

COUMADIN(warfarin):库马定(华法林),抗凝剂;适应证:血栓预防

COVERA HS(verapamil):COVERA HS(维拉帕米),钙通道阻滞剂;适应证:原发性高血压、心绞痛、心律失常。

COZAAR(losartan):科扎尔(氯沙坦),血管紧张素受体阻滞剂;适应证:原发性高血压、糖尿病肾病。

CREON,CREON 5,CREON 10,CREON 20(pancrelipase):得每通5、10、20(胰脂肪酶),胰酶替代物。

CRESTOR(rosuvastatin):冠脂妥(瑞舒伐他汀),胆固醇合成酶抑制剂;适应证:高脂血症。

CRIXIVAN(indinavir):克里西凡(茚地那韦),蛋白酶抑制剂抗反转录病毒药;适应证:艾滋病。

Cromolyn(INTAL):色甘酸钠(咽泰),抗炎药;适应证:预防哮喘、过敏反应。

Cyanocobalamin(vitaminB-12):氰钴胺(维生素 B$_{12}$),适应证:贫血。

Cyclobenzaprine(FLEXERIL):环苯扎林(弗莱瑞尔),骨骼肌肉松弛剂。

Cyclosporine(GENGRAF,NEORAL,SANDIMMUNE):环孢素(GEN-GRAF、尼奥勒尔、山地明),免疫抑制剂;适应证:器官移植。

CYMBALTA(duloxetine):欣百达(度罗西汀),五羟色胺再摄取抑制剂;适应证:抑郁症、糖尿病肾病。

Cyproheptadine(PERIACTIN):赛庚啶(培利凯汀),抗组胺药。

CYTOMEL(liothyronie):三碘甲状腺氨酸钠(碘塞罗宁),甲状腺激素;适应证:甲状腺功能减退。

CYTOTEC(misoprostol):喜克馈(米索前列醇),预防因非甾体消炎药引起的胃溃疡。

CYTOVENE(ganciclovir):塞特文(更昔洛韦),抗病毒药;适应证:巨细胞病毒。

D

d4T stavudine(ZERIT):斯他夫定(赛瑞特),抗反转录病毒药;适应证:艾滋病。

DALMANE(flurazepam):达尔美(氟西泮),苯二氮䓬类药;适应证:失眠症。

Danazol:达那唑,性激素;适应证:子宫内膜异位症。

DANTRIUM(dantrolene):丹曲姆(丹曲林),骨骼肌肉抗痉挛药;适应证:痉挛、恶性高热。

Dantrolene(DANTRIUM):丹曲林(丹曲姆),骨骼肌肉抗痉挛药;适应证:痉挛、恶性高热。

Dapsone:氨苯砜,抗菌药;适应证:麻风病、卡氏肺囊虫肺炎预防。

DARAPRIM(pyriethamine):达拉普瑞(乙胺嘧啶),抗寄生虫药;适应证:疟疾、弓虫病。

DARVOCET-N(propoxyphene/APAP):达沃塞特-N(丙氧芬/对乙酰氨基酚复方制剂),麻醉镇痛剂;适应证:轻度至中度疼痛。

DAYPRO(oxaprozin):戴普洛(奥沙普秦),甾体类抗炎药;适应证:关节炎。

DECADRON(dexamethasone):地凯得龙(地塞米松),类固醇抗炎药;适应证:肿瘤疾病、过敏反应、胃肠道疾病、内分泌紊乱。

Delavirdine(RESCRIPTOR):地拉夫定(地拉韦啶),抗反转录病毒药;适应证:艾滋病。

Deltasone(prednisone):德耳塔松(泼尼松),甾体类抗炎药。

DEMADEX(torsemide):迪马代克(托拉塞米),髓襻利尿剂;适应证:原发性高血压、充血性心力衰竭引发的水肿。

DEMEROL(meperidine):得马诺(哌替啶),阿片类镇痛药;适应证:中度至重度疼痛。

DENAVIR(penciclovir):登纳维尔(喷昔洛韦),局部抗病毒药;适应证:疱疹、唇疱疹。

DEPACON(divalproex):德巴金(双丙戊酸),抗痉挛药;适应证:癫痫、双向情感障碍、偏头痛。

DEPAKENE(valproic acid):德帕轻(丙戊酸),抗痉挛药;适应证:癫痫。

DEPAKOTE,DEPAKOTE ER(divalproex):得帕科特、得帕科特控释制剂(双丙戊酸钠),抗痉挛药,抗偏头痛;适应证:偏头痛、意识丧失型癫痫。

DEPO-MEDROL(methylprednisolone):德普-梅德尔(甲基泼尼松龙),皮质醇类抗炎药。

DEPO-PROVERA(medroxyprogesterone):狄波-普维拉(醋酸甲羟孕酮注射液),黄体酮;适应证:子宫内膜癌或肾癌。

Desipramine(NORPRAMIN):地昔帕明(洛普敏),三环抗抑郁药。

Desonide(DESOWEN):羟泼尼缩松(德索文),局部应用皮质激素类药;适应证:皮肤病。

Desoximetasone(TOPICORT):去羟米松(托皮可特),局部应用皮质激素类药;适应证:皮肤病。

DESOXYN(methamphetamine):待索克新(甲基苯丙胺),安非他明类药;适应证:多动症、肥胖症。

DETROL(tolterodine):DETROL(妥拉唑林),膀胱抗痉挛药;适应证:膀胱过度活动症。

Dexamethasone(DECADRON):地塞米松(地凯德龙),甾体类抗炎药;适应证:肿瘤疾病、过敏、胃肠道疾病、内分泌疾病。

DEXEDRINE(dextroamphetamine):右旋安非他命(德克塞根),安非他明类药;适应证:多动症、嗜睡症。

Dextroamphetamine(DEXEDRINE):德克塞根(右旋安非他命),安非他明类药;适应证:多动症、嗜睡症。

Dextroamphetamine/Amphetamine(ADDERALL):右旋安非他明/安非他命复方制剂(阿德拉),安非他明类药;适应证:多动症、嗜睡症。

Dextromethorphan(DELSYM,ROBITUSSIN):右美沙芬(DELSYM,诺比特森),非麻醉性咳嗽药。

DIABETA(glyburide):优降糖(格列本脲),口服降糖药;适应证:糖尿病(仅限Ⅱ型)。

DIAMOX(acetazolamide):代尔莫斯(乙酰唑胺),利尿剂、抗痉挛药;适应证:青光眼、充血性心力衰竭、癫痫、高山病。

Diazepam(VALIUM):地西泮(安定),抗焦虑药;适应证:焦虑症、癫痫、恐慌症。

Diclofenac(VOLTAREN):双氯芬酸钠(扶他林),非甾体消炎药,镇痛剂;适应证:关节炎、术后眼部炎症。

Dicloxacillin:双氯西林,青霉素类抗生素;适应证:细菌感染。

Dicyclomine(BENTYL):双环维林(苯替尔),抗胆碱能药;适应证:肠易激综合征。

Didanosine,ddi(VIDEX):去羟肌苷,双脱氧肌苷(惠妥滋),抗反转录病毒药;适应证:艾滋病。

DIDREX(benzphetamine):代雷克斯(苄甲苯丙胺),安非他命类药;适应证:肥胖症。

DIDRONEL(etidronate):迪纳尔(依替磷酸钠),骨代谢调节;适应证:佩吉特病、全髋关节置换。

DIFLUCAN(fluconazole):大扶康(氟康唑),抗真菌剂;适应证:酵母菌感染。

Diflunisal(DOLOBID):二氟尼柳(多乐比得),非甾体类抗炎镇痛药;适应证:关节炎。

DIGITEK(digoxin):洋地黄(地高辛),强心苷类药;适应证:充血性心力衰竭、房颤。

Digoxin(DIGITEK LANOXIN):地高辛(洋地黄拉诺辛),强心苷类药;适应证:充血性心力衰竭、房颤。

Dihydroegotamine(D.H.E.):甲磺酸二双氢麦角碱(二双氢麦角碱),血管收缩药;适应证:偏头痛。

DILANTIN(phenytoin):大仑丁(苯妥英钠),抗痉挛药;适应证:癫痫

DILATRATE SR(isosorbide):硝酸异山梨酯(异山梨醇),长效硝酸类药;适应证:心绞痛。

DILAUDID(hydromorphone):地劳迪德(氢吗啡酮),阿片类镇痛药;适应证:中度至重度疼痛。

Diltiazem(CARDIZEM):地尔硫䓬(卡地赞姆),钙通道阻滞剂;适应证:心绞痛、原发性高血压、阵发性室上性心动过速。

Dimenhydrinate(DRAMAMINE):茶苯海明(德来莫明),抗组胺药;适应证:运动病。

DIOVAN(valsartan):代文(缬沙坦),血管紧张素Ⅱ受体抑制剂;适应证:原发性高血压、充血性心力衰竭、心肌梗死后。

DIOVAN HCT(valsartan/HCTZ):氨代文(缬沙坦/氢氯噻嗪),血管紧张素Ⅱ受体抑制剂、利尿剂;适应证:原发性高血压。

DIPENTUM(olsalazine)：代喷图(奥沙拉秦)，消炎药；适应证：溃疡性结肠炎。

Diphenhydramine(BENADRYL)：苯海拉明(苯那君)，抗组胺药；适应证：过敏反应。

Diphenoxylate/Atropine(LOMOTIL)：地芬诺酯/阿托品复方制剂(洛米辛)，阿片类药；适应证：腹泻。

Dipyridamole(PERSANTINE)：双嘧达莫(潘生丁)，抗血小板药；适应证：降低心脏瓣膜置换术后血栓形成的风险。

Disopyramide(NORPACE)：丙吡胺(洛佩斯)，抗心律失常药；适应证：室性心律失常。

Disulfiram(ANTABUSE)：戒酒硫(安塔布司)，戒酒药；适应证：酗酒。

DITROPAN XL(oxybutynin)：地托潘(奥昔布宁)，抗胆碱药、解痉药；适应证：尿频、小便失禁、排尿困难。

DIURIL(chlorothiazide)：代优利尔(尿克塞)，利尿剂；适应证：充血性心力衰竭引起的液体潴留、肾衰竭、原发性高血压。

Divalproex(DEPAKOTE)：双丙戊酸钠(得帕科特)，抗痉挛药；适应证：癫痫、双向情感障碍、偏头痛。

Docusate(COLACE)：多库酯钠(柯雷丝)，大便软化剂；适应证：便秘。

Dolasetron(ANZEMET)：多拉司琼(安泽美)，止吐剂；适应证：恶心和呕吐。

DOLOBID(diflunisal)：多乐比得(二氟苯水酸)，非甾体类抗炎镇痛药；适应证：关节炎。

DOLOPHINE(methadone)：多乐芬(美沙酮)，阿片类镇痛药；适应证：疼痛、阿片类戒断症状。

Donepezil(ARICEPT)：多奈哌齐(艾里赛特)，抗胆碱能药；适应证：阿尔茨海默病。

DONNATAL(phenobarbital/belladonna alkaloids)：多纳托尔(苯巴比妥/颠茄生物碱复方制剂)，巴比妥酸盐镇静剂、解痉药；适应证：肠道易激综合征。

Dornase Alfa(PULMOZYME):阿法链道酶(百慕时),溶解肺部感染分泌物的溶解酶;适应证:囊性纤维化。

Dorzolamide OPTH(TRUSOPT):多佐胺 滴眼液 (舒露瞳),减轻眼内压力药;适应证:青光眼。

Dorzolamide/Timolol OPTH (COSOPT)：多佐胺/噻吗洛尔 滴眼液(可速普特),减轻眼内压力药;适应证:青光眼。

DOVONEX(calcipotriene)：达力士(钙泊三醇),维生素 D 类似物;适应证:银屑病。

Doxazosin(CARDURA)：多沙唑嗪(卡度雷),α 阻滞剂;适应证:原发性高血压、良性前列腺增生。

Doxepin(SINEQUAN)：多塞平(神宁健),三环抗抑郁药;适应证:抑郁症,焦虑症。

DOXIL(doxorubicin)：阿霉素(多柔比星),抗肿瘤药;适应证:艾滋病相关肿瘤、癌症、白血病。

Doxycycline(VIBRAMYCIN)：强力霉素(多西环素),四环素类抗生素;适应证:细菌感染。

Doxylamine(UNISOM)：多拉西敏(苯海拉明),抗组胺类镇静剂;适应证:失眠症。

DRAMAMINE(dimenhydrinate)：乘晕宁(茶苯海明),抗组胺药;适应证:晕动病。

Dronabinol(MARINOL)：卓那比醇(屈大麻酚),食欲刺激剂;适应证:癌症引起的体重丢失、艾滋病。

DUONEB(ipratropium/albuterol)：DUONEB(异丙托铵/沙丁胺醇复方制剂),支气管扩张药;适应证:哮喘、慢性阻塞性肺疾病。

DURAGESIC(fentanyl):多瑞吉(芬太尼),阿片类止痛药(透皮);适应证:慢性疼痛。

DURAMORPH(morphine):硫酸吗啡(吗啡),阿片类镇痛药;适应证:中度至重度疼痛。

DURATUSS AM/PM PACK GP(guaifenesin/pseudoephedrine):DU-RATUSS AM/PM PACK GP(愈创甘油醚/伪麻黄碱复方制剂),解充血药、化痰药;适应证:感冒。

DYAZIDE(HCTZ/triamterene):代艾自得(氢氯噻嗪、氨苯蝶啶),利尿剂;适应证:原发性高血压。

DYNACIN(minocycline):四环素(米诺环素),四环素类抗生素;适应证:痤疮。

DYNACIRC CR(isradipine):导脉顺(伊拉地平),钙通道阻滞剂;适应证:原发性高血压。

DYRENIUM(triamterene):代瑞尼(氨苯蝶啶),保钾利尿剂;适应证:充血性心力衰竭引起的水肿、终末期肝病、肾病综合征。

E

Econazole(SPECTAZOLE):硝酸益康唑(唯达宁),外用抗真菌药;适应证:真菌感染。

EDECRIN(ethacrynic acid):利尿酸(依他尼酸),利尿剂;适应证:充血性心力衰竭、肺水肿。

EDULAR(zolpidem):EDULAR(唑吡坦),镇静剂;适应证:失眠。

EES(erythromycin):利君沙(红霉素),大环内酯类抗生素;适应证:细菌感染。

Efavirenz(SUSTIVA):依法韦仑(萨斯迪瓦),抗病毒药;适应证:HIV-1 感染。

EFFEXOR,EFFEXOR XR(venlafaxine):凡拉客辛,凡拉客辛缓释制剂(文拉法辛),抗抑郁药;适应证:抑郁症、焦虑症、恐慌症。

ELDEPRYL(selegiline):咪多吡(司来吉兰),单胺氧化酶抑制剂;适应证:帕金森病。

ELIMITE(permethrin):氯菊酯(扑灭司林),驱虫剂;适应证:疥疮、虱子。

ELOCON(mometasone):爱乐康(莫美他松),局部应用皮质激素类药;适应证:皮肤病。

EMSAM Patch(selegiline):司来吉兰贴剂(丙炔苯丙胺),单胺氧化酶抑制剂;适应证:抑郁症。

EMTRIVA(emtricitabine):恩曲他滨(依曲西他平),抗反转录病毒药;适应证:艾滋病。

ENABLEX(darifenacin):ENABLEX(达非那新),抗胆碱能药;适应证:膀胱过度活动症。

Enalapril, Enalaprilat(VASOTEC):依那普利、依那普利拉(泛利尿),血管紧张素转化酶抑制剂;适应证:原发性高血压、充血性心力衰竭。

Enalapril/HCTZ(VASORETIC):依那普利/氢氯噻嗪(VASORETIC),血管紧张素转化酶抑制剂、利尿剂;适应证:原发性高血压。

ENBREL(etanercept):恩博(依那西普),免疫调节制剂;适应证:关节炎、牛皮癣。

ENDOCET(oxycodone/acetamin ophen):ENDOCET(羟考酮/对乙酰氨基酚),阿片类镇痛药;适应证:中度至重度疼痛。

Entacapone(COMTAN):恩他卡朋(珂丹),儿茶酚氧位甲基转移酶抑制剂;适应证:帕金森病。

ENTEREG(alvimopan):ENTEREG(爱维莫潘),胃肠道阿片类阻滞剂;适应证:术后肠梗阻。

ENTOCORT EC(budesonide):ENTOCORT EC(布地奈德),皮质类固醇药;适应证:克罗恩病。

Ephedrine:麻黄素,支气管扩张剂;适应证:哮喘、慢性阻塞性肺疾病。

EPIPEN(epinephrine):肾上腺素笔(肾上腺素),支气管扩张剂、血管收缩剂;适应证:过敏反应。

EPIVIR,EPIVIR HBV(lamivudine):埃皮维尔(拉米夫定),抗反转录病毒药;适应证:艾滋病、乙型肝炎。

Epoetin Alfa(EPOGEN):阿法依波汀(依泼金),促进红细胞生成药;适应证:贫血。

EPOGEN(epoetin alfa):依泼金(阿法依波汀),促进红细胞生成药;适应证:贫血。

EPZICOM(abacavir/lamivudine):EPZICOM(阿巴卡韦/拉米夫定),抗反转录病毒药;适应证:艾滋病。

EQUETRO(carbamazepine):卡马西平控释胶囊(卡马西平),抗痉挛药;适应证:双相情感障碍。

Ergocalciferol(CALCIFEROL):钙化醇(维生素 D_2),维生素 D;适应证:低钙血症、甲状旁腺功能减退、佝偻病、营养不良。

ERYPED(erythromycin):琥乙红霉素(红霉素),大环内酯类抗生素;适应证:细菌感染。

ERY-TAB(erythromycin):EYR-TAB(红霉素),抗菌药;适应证:细菌感染。

Erythromycin(EES):红霉素(利君沙),适应证:细菌感染。

ESGIC,ESGIC-PLUS(APAP/caffeine/butalbital):布他比妥,ESGIC-PLUS(扑热息痛/咖啡因/布他比妥复方制剂),止痛剂、肌肉松弛药、抗焦虑化合物;适应证:头痛。

ESKALITH,ESKALITH CR(lithium):安卡利斯、安卡利斯控释制剂(锂),抗精神病药;适应证:双相情感障碍。

Estazolam(PROSOM):艾司唑仑(舒乐安定),镇静剂、催眠剂;适应证:失眠症。

ESTRACE(estradiol):艾斯特雷(雌二醇),雌性激素;适应证:更年期症状。

ESTRADERM(estradiol):艾斯特拉(雌二醇),经皮雌激素疗法药;适应证:更年期综合征。

ESTRATEST(estrogens/methyltestosterone):爱斯替(雌激素、甲睾酮),适应证:更年期综合征。

Estropipate(OGEN)：雌酮硫酸酯哌嗪(奥基)，雌激素；适应证：更年期综合征。

Ethacrynate(EDECRIN)：依他尼酸盐(艾德克林)，利尿剂；适应证：肺水肿、充血性心力衰竭。

Ethambutol(MYAMBUTOL)：乙胺丁醇(米安比妥)，适应证：肺结核。

Ethosuximide(ZARONTIN)：乙琥胺(安脑定)，抗痉挛药；适应证：意识丧失型癫痫。

Etidronate(DIDRONEL)：依替磷酸钠(迪纳尔)，骨代谢调节药；适应证：佩吉特病、全髋关节置换。

Etodolac(LODINE)：依托度酸(洛丁)，非甾体类抗炎镇痛药；适应证：关节炎。

EVISTA(raloxifene)：埃维斯特(雷洛昔芬)，雌激素调节剂；适应证：骨质疏松症、乳腺癌的预防。

EXELON(rivastigmine)：艾斯能(卡巴拉汀)，胆碱酯酶抑制剂；适应证：阿尔茨海默病和帕金森病。

F

Famciclovir(FAMVIR)：伐昔洛韦(法姆维尔)，抗病毒药；适应证：疱疹。

Famotidine(PEPCID)：法莫替丁(派普西得)，H_2 受体阻滞剂，抑制胃酸分泌；适应证：溃疡。

FAMVIR(famciclovir)：法姆维尔(伐昔洛韦)，抗病毒药；适应证：疱疹。

FANAPT(iloperidone)：FANAPT(伊潘立酮)，抗精神病药；适应证：精神分裂症。

FAZACLO(clozapine)：FAZACLO(氯氮平)，抗癫痫药；适应证：癫痫。

FELBATOL(felbamate)：非尔氨酯(非氨酯)，抗癫痫药；适应证：癫痫。

FELDENE(piroxicam)：费尔叮(吡罗昔康)，非甾体类抗炎镇痛药；适应证:关节炎。

Felodipine(PLENDIL):非洛地平(波依定),钙通道阻滞剂;适应证:原发性高血压。

FEMARA(letrozole):弗隆(来曲唑),雌激素抑制剂;适应证:乳腺癌。

Fenofibrate(TRICOR):非诺贝特(卓佳),调血脂药;适应证:高脂血症。

Fentanyl(DURAGESIC):芬太尼(杜拉杰),阿片类镇痛药;适应证:中度至重度疼痛。

FERRLECIT(sodium ferric gluconate):葡萄糖酸铁钠复合物(葡萄糖酸钠铁),补血药;适应证:因血液透析引起的缺铁性贫血。

Fexofenadine(ALLEGRA):非索非那定(艾勒格拉),抗组胺药;适应证:过敏反应。

Finasteride(PROSCAR, PROPECIA):非那雄胺(保列治、保法止),抗雄激素;适应证:脱发、良性前列腺增生。

FIORICET(butalbital/APAP/caffeine):FIORICET(布他比妥/对乙酰氨基酚/咖啡因复方制剂),镇痛剂。

FIORINAL(butalbital/ASA/caffeine):FIORINAL(布他比妥/阿司匹林/咖啡因复方制剂),镇痛镇静药;适应证:紧张性头痛。

FLAGYL(metronidazole):弗来吉尔(甲硝唑),抗生素;适应证:细菌感染。

Flecainide(TAMBOCOR):氟卡尼(坦布考),抗心律失常药;适应证:阵发性室上性心动过速、阵发性房颤。

FLEXERIL(cyclobenzaprine):弗莱瑞尔(环苯扎林),骨骼肌肉松弛剂。

FLOMAX(tamsulosin):坦索罗辛(坦索罗辛),α_1阻滞剂;适应证:前列腺良性增生。

FLONASE(fluticasone):弗朗纳斯(氟替卡松),鼻内皮质类固醇药;适应证:过敏性鼻炎。

FLOVENT(fluticasone)：弗洛文特(氟替卡松)，吸入性皮质类固醇药；适应证：哮喘。

FLOXIN(ofloxacin)：弗洛克辛(氧氟沙星)，氟喹诺酮抗生素；适应证：细菌感染。

Fluconazole(DIFLUCAN)：氟康唑(大扶康)，抗真菌药；适应证：酵母菌感染。

FLUMADINE(rimantadine)：FLUMADINE(金刚乙胺)，抗病毒药；适应证：甲型流感病毒。

Flumazenil(ROMAZICON)：氟马西尼(罗默洛糖)，解毒药；适应证：苯二氮䓬类药物过量。

Flunisolide(AEROBID)：氟尼缩松(爱诺比德)，吸入性皮质类固醇药；适应证：哮喘。

Flunisolide(NASAREL)：氟尼缩松(纳瑟雷尔)，鼻内皮质类固醇；适应证：过敏性鼻炎。

Fluocinolone(SYNALAR)：氟轻松(辛那拉尔)，局部皮质类固醇药；适应证：皮肤病。

Fluocinonide(LIDEX)：氟轻松(利德斯)，局部皮质类固醇药；适应证：皮肤病。

Fluoxetine(PROZAC)：氟西汀(百忧解)，抗抑郁药；适应证：抑郁症、强迫症、暴食症。

Fluphenazine：氟奋乃静，抗精神药；适应证：精神分裂症。

Flurazepam(DALMANE)：氟西泮(氟安定)，苯二氮䓬类药；适应证：失眠症。

Flurbiprofen(ANSAID)：氟比洛芬(安赛得)，非甾体类抗炎镇痛药；适应证：关节炎。

Flutamide(EULEXIN)：氟他胺(优莱辛)，抗雄激素类药；适应证：前列腺癌。

Fluticasone(CUTIVATE，FLONASE)：氟替卡松(丘蒂韦特、弗朗纳

斯),甾体类抗炎药;适应证:皮肤病、哮喘。

Fluvastatin(LESCOL):氟伐他汀(来适可),他汀类;适应证:高胆固醇血症。

Fluvoxamine(LUVOX):氟伏沙明(卢沃克斯),五羟色胺再摄取抑制剂;适应证:强迫症、焦虑症。

FOCALIN(dexmethylphenidate):FOCALIN(盐酸右哌甲酯),兴奋剂;适应证:多动症。

FORADIL(formoterol):FORADIL(福莫特罗),长效 β_2 受体激动剂支气管扩张剂;适应证:哮喘、慢性阻塞性肺气肿。

FORTAZ(ceftazidime):复达斯(头孢他啶),头孢菌素类抗生素;适应证:细菌感染。

FOSAMAX(alendronate):福善美(阿仑磷酸钠),减少骨质流失药;适应证:骨质疏松症、佩吉特病。

Fosinopril(MONOPRIL):福辛普利(蒙诺),血管紧张素转化酶抑制剂;适应证:原发性高血压、充血性心力衰竭。

Fosphenytoin(CEREBYX):磷苯妥英(CEREBYX),抗痉挛药;适应证:癫痫。

FOSRENOL(lanthanum):福斯利诺(碳酸镧),磷酸盐结合剂;适应证:终末期肾病的高磷血症。

FRAGMIN(daltaparin):弗拉格敏(肝素),低分子肝素;适应证:深静脉血栓。

FROVA(frovatriptan):氟伐曲坦(夫罗曲坦),5 羟色胺受体激动剂;适应证:偏头痛。

Furosemide(LASIX):呋喃苯胺酸(呋塞米),襻利尿剂;适应证:充血性心力衰竭、原发性高血压。

FUZEON(enfuvirtide):恩夫韦肽(恩福韦地),抗反转录病毒药;适应证:艾滋病。

G

Gabapentin(NEURONTIN):加巴喷丁(纽朗廷),抗痉挛药;适应证:癫痫、持续性疼痛。

GABITRIL(tiagabine):盖比利尔(噻加宾),抗痉挛药;适应证:部分性发作。

Galantamine(RAZADYNE):加兰他敏(RAZADYNE),胆碱能增强剂;适应证:阿尔茨海默病。

Ganciclovir(CYTOVENE):更昔洛韦(塞特文),抗病毒药;适应证:巨细胞病毒。

Gemfibrozil(LOPID):吉非贝齐(诺衡),降血脂药;适应证:高血脂。

GENGRAF(cyclosporine):GENGRAF(环保菌素),免疫抑制剂;适应证:风湿性关节炎、牛皮癣、移植排斥的预防。

Gentamicin(GARAMYCIN):庆大霉素(吉拉霉素),氨基糖苷类抗生素;适应证:细菌感染。

GEODON(ziprasidone):卓乐定(齐拉西酮),抗精神病药;适应证:精神分裂症。

GLEEVEC(imatinib):格列卫(伊马替尼),抗肿瘤药;适应证:白血病、胃肠道肿瘤。

Glimepiride(AMARYL):格列苯脲(亚莫利),口服降糖药;适应证:糖尿病。

Glipizide(GLUCOTROL):格列吡嗪(葡糖拖拉),口服降糖药;适应证:糖尿病。

Glucagon:胰高血糖素:激素,转运葡萄糖;适应证:低血糖。

GLUCOPHAGE(metformin):格卢费吉(二甲双胍),口服降糖药;适应证:糖尿病。

Glucotrol(glipizide):葡糖拖拉(格列吡嗪),口服降糖药;适应证:糖尿病。

GLUCOVANCE(glyburide/metformin):GLUCOVANCE(格列苯脲/二甲双胍复方制剂),口服降糖药;适应证:糖尿病。

Glyburide(DIABETA,GLYNASE):格列苯脲(达亚见他、格拉耐斯),口服降糖药;适应证:糖尿病。

Glycopyrrolate(ROBINUL):格隆溴铵(诺宾纳),抗胆碱能药;适应证:糖尿病。

GLYNASE(glyburide):格拉耐斯(格列苯脲),口服降糖药;适应证:糖尿病。

GLYSET(miglitol):GLYSET(米格列醇),口服降糖药;适应证:糖尿病。

GRIFULVIN V(griseofulvin):格福文(灰黄霉素),抗真菌药;适应证:金钱癣,甲癣。

Griseofulvin(GRIFULVIN V):灰黄霉素(格福文),抗真菌药;适应证:金钱癣,甲癣。

Guaifenesin(HUMIBID,MUCINEX):愈创甘油醚(HUMIBID、美清痰),祛痰剂;适应证:松弛支气管分泌物。

Guanfacine(TENEX):胍法辛(泰尼克),抗高血压剂;适应证:原发性高血压。

H

HALCION(triazolam):海西恩(三唑仑),苯二氮䓬类催眠药;适应证:失眠症。

HALDOL(haloperidol):哈尔多(氟哌啶醇),抗精神病药;适应证:精神病。

Halobetasol(ULTRAVATE):丙酸乌倍他索(ULTRAVATE),局部皮质类固醇药;适应证:皮肤病。

Haloperidol(HALDOL):氟哌啶醇(哈尔多),抗精神病药;适应证:精神病。

HCT,HCTZ(hydrochlorothiazide):氢氯噻嗪(双氢克尿噻),利尿剂;适应证:原发性高血压、水潴留。

HUMALOG(insulin lispro):胡莫洛格(赖脯胰岛素),降血糖药;适应证:糖尿病。

HUMIBID(guaifenesin):HUMIBID(愈创甘油醚),祛痰剂;适应证:松弛支气管分泌物。

HUMIRA(adalimumab):修美乐(阿达木单抗),免疫抑制剂;适应证:类风湿性关节炎和银屑病关节炎。

HUMULIN R(regular insulin):优泌林(普通胰岛素),降血糖药;适应证:糖尿病。

HYCODAN(hydrocodone/homatropine):海可待(氢可酮/后阿托品复方制剂),麻醉性镇咳药。

HYCOTUSS(hydrocodone/guaifenesin):HYCOTUSS(氢可酮/愈创甘油醚复方制剂),麻醉性镇咳药、祛痰剂。

Hydralazine(APRESOLINE):肼屈嗪(阿朴色林),血管扩张药;适应证:原发性高血压、充血性心力衰竭。

Hydrochlorothiazide(HCTZ):双氢克尿噻(氢氯噻嗪),噻嗪类利尿剂;适应证:原发性高血压,水潴留。

Hydrocodone/APAP(NORCO,LORTAB,VICODIN):氢可酮/对乙酰氨基酚(NORCO、诺泰、维柯丁),麻醉性镇痛药化合物;适应证:中度至重度疼痛。

Hydrocortisone(CORTEF):氢化可的松(柯太福),局部皮质类固醇药;适应证:皮肤病。

HYDRODIURIL(HCTZ):双氢克尿噻(氢氯噻嗪),利尿剂;适应证:原发性高血压、水潴留。

Hydromorphone(DILAUDID):氢吗啡酮(地劳迪德),阿片类镇痛药;适应证:中度至重度疼痛。

Hydroxychloroquine(PLAQUENIL):羟化氯喹(氯奎宁),抗疟疾药;

适应证:疟疾、狼疮、类风湿性关节炎。

Hydroxyurea(DROXIA,HYDREA):羟基脲(DROXIA,海得安),抗肿瘤药,elastogenic;适应证:黑色素瘤、白血病、卵巢癌、镰状细胞贫血症。

Hydroxyzine(ATARAX,VISTARIL):羟嗪类制剂(安泰乐、维斯特瑞),抗组胺药;适应证:过敏反应、焦虑证、镇静。

Hysoscyamine(LEVSIN):莨菪碱(LEVSIN),解痉药;适应证:下尿路和胃肠道痉挛/分泌物。

HYTRIN(terazosin):高特灵(特拉唑嗪),α受体阻滞剂;适应证:前列腺良性增生、原发性高血压。

HYZAAR(losartan/HCTZ):海捷亚(氯沙坦/氢氯噻嗪复方制剂),血管紧张素受体阻滞剂;适应证:原发性高血压。

I

Ibutilide(CORVERT):伊布利特(卡沃特),抗心律失常药;适应证:房颤、房扑。

IMDUR(isosorbide mononitrate):依姆多(单硝酸异山梨醇),长效硝酸酯类血管扩张药;适应证:心绞痛。

Imipenem/Cilastatin(PRIMAXIN):亚胺培南/西司他丁复方制剂(普利麦克),碳青霉烯类抗生素;适应证:细菌感染。

Imipramine(TOFRANIL):丙咪嗪(妥富脑),三环抗抑郁药;适应证:抑郁症、遗尿。

IMITREX(sumatriptan):艾米特(舒马曲坦),选择性5羟色胺受体激动剂;适应证:偏头痛。

IMODIUM(loperamide):易蒙停(洛哌丁胺),降低肠蠕动药;适应证:腹泻。

IMURAN(azathioprine):依木兰(咪唑嘌呤),免疫抑制剂;适应证:器官移植、狼疮、类风湿性关节炎。

Indapamide(LOZOL):吲达帕胺(乐诺),利尿剂;适应证:原发性高血压、充血性心力衰竭引起的水肿。

INDERAL,INDERAL LA(propranolol):心得尔、心得尔薄膜衣片(吲哚美辛),β受体阻滞剂;适应证:原发性高血压、心绞痛、心律失常、急性心肌梗死、偏头痛。

INDOCIN,INDOCIN SR(indomethacin):意得辛、意得辛缓释制剂(吲哚美辛),非甾体类抗炎镇痛药;适应证:关节炎。

Indomethacin(INDOCIN):吲哚美辛(意得辛),非甾体类抗炎镇痛药;适应证:关节炎。

INFERGEN(interferon alfacon-1):因菲吉(重组集成干扰素-1),抗病毒药;适应证:丙肝。

Infliximab(REMICADE):英利昔单抗(类克),中和肿瘤坏死因子药;适应证:克隆症。

INH(isoniazid):INH(异烟肼),抗菌药;适应证:结核。

INSPRA(eplerenone):INSPRA(依普利酮),醛固酮受体阻滞剂;适应证:原发性高血压、充血性心力衰竭。

INTAL(comolyn):咽泰(色甘酸钠),抗炎药;适应证:哮喘。

INTELENCE(etravirine):英特莱(依曲韦林),抗反转录病毒药;适应证:艾滋病。

INVEGA(paliperidone):芮达(帕潘立酮),抗精神病药;适应证:精神分裂症。

INVIRASE(saquinavir):因维拉斯(沙奎那韦),蛋白酶抑制剂抗病毒药;适应证:艾滋病。

IONAMIN(phentermine):艾纳明(酚特明),食欲抑制剂;适应证:肥胖症。

Ipecac:吐根治剂,解毒剂;适应证:药物过量、中毒。

Ipratropium(ATROVENT):异丙托溴铵(定喘乐),支气管扩张剂;适应证:慢性阻塞性肺病。

Irinotecan(CAMPTOSAR):伊立替康(卡普特瑟),抗肿瘤药;适应证:结肠癌和直肠癌。

ISENTRESS(raltegravir):艾生特(拉替拉韦),抗反转录病毒药;适应证:艾滋病。

ISMO(isosorbide mononitrate):长效异乐定(单硝酸异山梨酯),血管扩张剂;适应证:心绞痛。

Isoniazid:异烟肼,抗菌药;适应证:结核。

Isoproterenol:异丙肾上腺素;β 受体激动剂,支气管平滑肌松弛剂;适应证:哮喘、慢性阻塞性肺病。

ISOPTIN SR(verapamil):异搏定缓释制剂(盐酸维拉帕米),钙通道阻滞剂;适应证:心绞痛、原发性高血压、阵发性室上性心动过速的预防、头痛。

Isosorbide dinitrate(ISORDIL):硝酸异山梨醇(异索定),硝酸类血管扩张药;适应证:心绞痛。

Isosorbide mononitrate(IMDUR、ISMO、MONOKET):单硝酸异山梨酯(依姆多、长效异乐定、MONOKET),长效硝酸类药;适应证:心绞痛。

Isradipine(DYNACIRC):伊拉地平(导脉顺),钙通道阻滞剂;适应证:原发性高血压。

Itraconazole(SPORANOX):依曲康唑(斯博诺思),抗真菌药;适应证:真菌感染。

J

JANUMET(sitagliptin/metformin):捷诺达(西他列汀/二甲双胍复方制剂),口服降糖药;适应证:糖尿病。

JANUVIA(sitagliptin):捷诺维(西他列汀),口服降糖药;适应证:糖尿病。

K

KADIAN(morphine ER):卡丁(硫酸吗啡),阿片类镇痛药;适应证:剧痛。

KALETRA(lopinavir/ritonavir):克力芝(洛匹那韦/利托那韦),抗反转录病毒药;适应证:艾滋病。

Kanamycin(KANTREX):卡那霉素(坎特雷克),氨基糖苷类抗生素;适应证:细菌感染。

KAOPECTATE(bismuth):泻立停(铋),胃肠道药;适应证:消化不良、腹泻。

KAPIDEX(dexlansoprazole):KAPIDEX(右兰索拉唑),质子泵抑制剂;适应证:胃食管反流病、糜烂性食管炎。

KAYEXALATE(sodium polysterene sulfonate):凯埃克雷(聚苯乙烯碘酸钠),Na/K 交换树脂;适应证:高钾血症。

K-DUR(potassium):K-DUR(钾),电解质;适应证:低钾血症。

KEFLEX(cephalexin):克非力(头孢氨苄),头孢菌素类抗生素;适应证:细菌感染。

KEPPRA(levatiracetam):开浦兰(左乙拉西坦),抗痉挛药;适应证:癫痫。

KERLONE(betaxolol):克尔伦(倍他洛尔),β_1 受体阻滞剂;适应证:原发性高血压。

KETEK(telithromycin):肯立克(泰利霉素),酮内酯类抗生素;适应证:社区获得性 PNA。

Ketoconazole(NIZORAL):酮康唑(尼雷尔),抗真菌药;适应证:真菌感染。

Ketoprofen:酮洛芬,非甾体类抗炎镇痛药;适应证:关节炎。

Ketorolac(TORADOL):酮络酸(特拉多尔),非甾体类抗炎镇痛药;适应证:急性疼痛。

KLONOPIN(clonazepam):克洛平(氯硝西泮),苯二氮䓬类催眠药;适应证:癫痫、恐慌症。

KLOR-CON(potassium):氯化钾缓释片(氯化钾),电解质;适应证:低钾血症。

KONSYL(psyllium):康塞尔(车前草),缓泻剂;适应证:便秘。

KUTRASE(pancreatin):KUTRASE(胰酶制剂),囊性肺纤维化的胰酶补充治疗药;适应证:慢性胰腺炎。

KWELL(lindane):科威尔(林丹),驱虫剂;适应证:虱子、疥疮。

KYTRIL(granisetron):基齐尔(格雷司琼),止吐剂;适应证:化疗引起的恶心、呕吐。

L

Labetalol(TRANDATE):拉贝洛尔(特雷待特),β 受体阻滞剂;适应证:原发性高血压。

LAC-HYDRIN(ammonium lactate):海德林(乳酸胺),润肤剂;适应证:干燥、瘙痒皮肤。

LACRI-LUBE OPTH(white petrolatum/mineral oil):LACRI-LUBE 滴眼液(白凡士林/矿物油);适应证:眼睛润滑剂。

Lactulose(CEPHULAC):乳果糖(乳醛糖),渗透性缓泻剂;适应证:

LAMICTAL(lamotrigine):拉米克特(拉莫三嗪),抗痉挛药;适应证:癫痫、双向情感障碍。

LAMISIL(terbinafine):拉米西尔(特比萘芬),抗真菌药;适应证:真菌感染。

Lamivudine(EPIVIR):拉米夫定(埃皮维尔),抗病毒药;适应证:艾滋病。

Lamotrigine(LAMICTAL):拉莫三嗪(拉米克特),抗痉挛药;适应证:癫痫、双向情感障碍。

LANOXIN(digoxin):拉诺辛(地高辛),强心苷类药;适应证:充血性心力衰竭、房颤。

Lansoprazole(PREVACID)：兰索拉唑(普利西得)，胃酸泵抑制剂；适应证：溃疡、胃食管反流病。

LANTUS(insulin glargine)：来得时(甘精胰岛素)，降血糖药；适应证：糖尿病。

LARIAM(mefloquine)：拉利姆(美尔奎宁)，抗疟疾药。

LASIX(furosemide)：速尿(呋塞米)，襻利尿剂；适应证：原发性高血压、充血性心力衰竭。

Leflunomide(ARAVA)：来氟米特(爱若华)，免疫调制剂、抗炎药；适应证：类风湿性关节炎。

LESCOL(fluvastatin)：来适可(氟伐他丁)，他汀类；适应证：高胆固醇血症。

Leucovorin：四氢叶酸；维生素；适应证：氨甲蝶呤毒性、巨幼红细胞性贫血。

Leuprolide(LUPRON)：亮丙瑞林(路布诺)，荷尔蒙；适应证：子宫内膜异位症、晚期前列腺癌。

Levabuterol(XOPENEX)：左旋沙丁胺醇(XOPENEX)，吸入性 β_2 支气管扩张剂；适应证：慢性阻塞性肺病、哮喘。

LEVAQUIN(levofloxacin)：列凡奎因(左氧氟沙星)，抗生素；适应证：肺炎，慢性阻塞性肺病，尿路感染。

Levatiracetam(KEPPRA)：左乙拉西坦(开浦兰)，抗痉挛药；适应证：癫痫。

LEVATOL(penbutuolol)：利瓦妥(喷布特罗)，β 受体阻滞剂；适应证：原发性高血压。

LEVEMIR(insulin detemir)：诺和平(特地胰岛素)，降血糖药；适应证：糖尿病。

LEVITRA(vardenafil)：艾力达(伐地那非)，血管扩张剂；适应证：勃起功能障碍。

LEVLIN(ethinyl estradiol/levonorgestrel):LEVLIN(炔雌醇/左炔喹诺酮复方制剂),口服避孕药。

Levobunolol OPTH(BETAGAN):左布诺洛尔滴眼液(见他根),β受体阻滞剂;适应证:青光眼。

Levodopa/carbidopa(SINEMET):左旋多巴/卡比多巴复方制剂(心宁美),多巴胺前体药;适应证:帕金森病。

Levofloxacin(LEVAQUIN):左氧氟沙星(列凡奎因),氟喹诺酮类抗生素;适应证:细菌感染。

LEVORA(levonorgestrel/estradiol):LEVORA(左炔喹诺通/雌二醇复方制剂),口服避孕药。

LEVOTHROID(levothyroxine):优甲乐(左甲状腺素),甲状腺激素;适应证:甲状腺功能减退。

Levothyroxine(LEVOTHROID,LEVOXYL,SYNTHROID):左旋甲状腺激素(LEVOTHROID、LEVOXYL、辛思罗德),甲状腺激素;适应证:甲状腺功能减退。

LEVOXYL(levothyroxine):LEVOXYL(左甲状腺素),甲状腺激素;适应证:甲状腺功能减退。

LEXAPRO(escitalopram):立普能(依地普仑),选择性5羟色胺再摄取抑制剂,抗抑郁药;适应证:抑郁症、焦虑症。

LEXIVA(fosamprenavir):福沙那韦(磷沙那韦),抗反转录病毒药;适应证:艾滋病。

LIBRIUM(chlordiazepoxide):利瑞尔(氯二氮平),苯二氮䓬类药;适应证:焦虑症、戒酒。

LIDEX(fluocinonide):(利德斯)醋酸氟轻松,局部皮质类固醇药;适应证:皮肤病。

LIDODERM(lidocaine),LIDODERM(利多卡因),局部麻醉剂;适应证:带状疱疹后移神经痛。

Lindane(KWELL):林丹(科威尔),驱虫剂;适应证:疥疮、虱子。

Liothyronine(CYTOMEL):碘塞罗宁(塞特莫尔),甲状腺激素;适应证:甲状腺功能低下。

Liotrix(THYROLAR):复方甲状腺素(赛爱乐),甲状腺激素;适应证:甲状腺功能低下。

LIPITOR(atovastatin):利皮特(阿托伐他丁),他汀类;适应证:高胆固醇血症、充血性心力衰竭。

Lisinopril(PRINVIL,ZESTRIL):赖诺普利(普尼尔、捷赐瑞),血管紧张素转化酶抑制剂;适应证:原发性高血压、充血性心力衰竭、急性心肌梗死。

Lisinopril/HCTZ(ZESTORETIC):赖诺普利/氢氯噻嗪(泽思提克),血管紧张素转化酶抑制剂;适应证:原发性高血压、充血性心力衰竭、急性心肌梗死。

Lithium(LITHOBID):锂(碳酸锂),抗精神病药;适应证:双柏情感障碍。

LITHOBID(lithium):碳酸锂(锂),抗精神病药;适应证:双相情感障碍。

LOCOID(hydrocortisone):乐可得(氢化可的松),局部皮质类固醇药;适应证:皮肤病、脂溢性皮炎。

LOESTRIN(ethinyl estradiol/norethindrone):LOESTRIN(炔雌醇/炔诺酮复方制剂),口服避孕药。

LOMOTIL(diphenoxylate/atropine):洛米辛(地芬诺酯/阿托品),阿片同类物药;适应证:腹泻。

LO/OVRAL(ethinyl estradiol/norgestrel):LO/OVRAL(炔雌醇/炔诺孕酮复方制剂),口服避孕药。

Loperamide(IMODIUM):洛哌丁胺(易蒙停),降低肠蠕动药;适应证:腹泻。

LOPID(gemfibrozil):诺衡(二甲苯氧庚酸),抗高脂血症药;适应证:高脂血症。

Lopinavir(KALETRA)：洛匹那韦(克力芝)，抗病毒药；适应证：艾滋病。

LOPRESSOR(metoprolol)：诺普色(倍他乐克)，β_1 受体阻滞剂；适应证：原发性高血压。

LOPROX(ciclopirox)：洛普罗克(环匹罗司)，抗真菌药；适应证：癣菌病、假丝酵母菌。

Loratadine(CLARITIN)： 氯雷他定(克拉里定)，抗组胺药；适应证：过敏。

Lorazepam(ATIVAN)：劳拉西泮(阿地凡)，苯二氮䓬类催眠药；适应证：焦虑症、癫痫持续状态。

LORCET 10/650, LORCET HD, LORCET PLUS(hydrocodone, A-PAP)：LORCET 10/650, LORCET HD, LORCET PLUS (氢考酮/扑热息痛复方制剂)，阿片类镇痛药化合物；适应证：中度至重度疼痛。

LORTAB(hydrocodone/APAP)：泰诺(氢考酮/扑热息痛复方制剂)，麻醉性镇痛剂。

Losartan(COZAAR)：氯沙坦(科扎尔)，血管紧张素受体阻滞剂；适应证：原发性高血压、糖尿病肾病。

LOTENSIN(benazepril)：洛汀新(贝那普利)，血管紧张素转化酶抑制剂；适应证：原发性高血压、充血性心力衰竭。

LOTENSIN HCT(benazepril/HCTZ)：洛丁新普利(贝那普利/氢氯噻嗪复方制剂)，血管紧张素转化酶抑制剂、利尿剂；适应证：原发性高血压。

LOTREL(amLodipine/benazepril)：洛彻尔(氨氯地平/贝那普利复方制剂)，钙通道阻滞剂、血管紧张素转化酶抑制剂；适应证：原发性高血压。

LOTRIMN(clotrimazole)：乐特明(克霉唑)，局部皮质类固醇药；适应证：真菌感染。

LOTRISONE(clotrimazole/betamethasone)：洛特松(克霉唑/倍他米松

复方制剂),局部抗真菌药、皮质类固醇药;适应证:真菌感染。

LOTRONEX(alosetron):罗肠欣(阿洛司琼),止血剂;适应证:肠道易激综合征。

Lovastatin(MEVACOR):洛伐他汀(麦贝克),他汀类药;适应证:高脂血症、充血性心力衰竭。

LOVENOX(enoxaparin):洛文诺斯(依诺肝素),抗精神病药;适应证:精神分裂症。

Loxapine(LOXITANE):洛沙平(罗西特),抗精神病药;适应证:精神分裂症。

LOXITANE(loxapine):罗西特(洛沙平),抗精神病药;适应证:精神分裂症。

LOZOL(indapamide):乐诺(吲达帕胺),利尿剂;适应证:原发性高血压、充血性心力衰竭引发的水肿。

LUCENTIS(ranibizumab):诺适得(兰尼单抗),血管生长抑制剂;适应证:黄斑变性。

LUNESTA(eszopiclone):舒乐安定(右旋佐匹克隆),镇静剂;适应证:失眠症。

LUPRON DEPOT(leuprolide):利普安(亮丙瑞林),激素;适应证:子宫内膜异位症、前列腺癌。

LUVOX(fluvoxamine):卢沃克斯(氟伏沙明),选择性 5 羟色胺再摄取抑制剂,抗抑郁药;适应证:强迫症、焦虑症。

LYRICA(pregabalin):乐瑞卡(普瑞巴林),抗痉挛药;适应证:部分性发作、神经性疼痛。

M

MACROBID(nitrofurantoin):MACROBID(呋喃妥因),硝基呋喃抗生素;适应证:尿路感染。

MACRODANTIN(nitrofurantoin):麦克单汀(呋喃妥因),硝基呋喃抗

生素;适应证:尿路感染。

MAFENIDE(sulfamylon):甲磺灭脓(磺胺米隆),局部抗菌治疗药;适应证:烧伤创面。

MALARONE(atovaquone/proguanil):马拉隆(阿托伐琨/氯胍),抗疟疾药;适应证:疟疾。

Malathion(OVIDE):马拉硫磷(奥维德),有机磷杀虫剂;适应证:头虱。

Mannitol(OSMITROL):甘露醇(甘露醇水溶液),渗透性利尿剂;适应证:脑水肿、眼内压。

Maprotiline(LUDIOMIL):马普替林(路得美),四环类抗抑郁药;适应证:抑郁症、双相情感障碍、焦虑症。

MARINOL(dronabinol):马尔诺(卓那比醇),食欲刺激药;适应证:因癌症、艾滋病引发的体重丢失。

MAVIK(trandolapril):MAVIK(群多普利拉),血管紧张素转化酶抑制剂;适应证:原发性高血压、心肌梗死后的充血性心力衰竭。

MAXAIR(pirbuterol):麦克赛尔(吡布特罗),吸入性 β_2 受体兴奋剂;适应证:哮喘、慢性阻塞性肺病。

MAXALT(rizatriptan):MAXALT(利扎曲坦),选择性 5 羟色胺受体激动剂;适应证:偏头痛。

MAXZIDE(triamterene/HCTZ):MAXZIDE(氨苯蝶啶/氢氯噻嗪),利尿剂;适应证:原发性高血压、水潴留。

MEBARAL(mephobarbital):美巴瑞尔(甲苯比妥),巴比妥酸盐镇静剂;适应证:癫痫、焦虑症。

Mebendazole(VERMOX):甲苯达唑(安乐士),驱虫药;适应证:肠道蛲虫。

Meclizine(ANTIVERT):美克洛嗪(安替弗特),止恶心药;适应证:晕动病。

Meclofenamate:加氯芬那酸,非甾体类抗炎镇痛药;适应证:关节炎、急性疼痛。

MEDROL(methylprednisolone)：美卓乐(甲泼尼龙)，糖皮质激素；适应证：肾功能不全、过敏、类风湿性关节炎。

Medroxyprogesterone(PROVERA)：甲羟孕酮(普维拉)，黄体酮激素；适应证：子宫内膜异位症、闭经、功血、避孕。

Mefloquine(LARIAM)：甲氟喹(拉利姆)，抗疟疾药；适应证：疟疾的治疗和预防。

MEFOXIN(cefoxitin)：美福仙(头孢西丁)，头孢类抗生素；适应证：细菌感染。

Megestrol(MEGACE)：甲地孕酮(美可治)，黄体酮，食欲刺激药；适应证：艾滋病伴发的厌食症，抗肿瘤药，癌症。

Meloxicam(MOBIC)：美洛昔康(莫比可)，非甾体类抗炎镇痛药；适应证：关节炎。

Meperidine(DEMEROL)：哌替啶(杜冷丁)，阿片类镇痛剂；适应证：中度至重度疼痛。

MEPHYTON(vitaminK-1)，美菲通(维生素 K_1)，适应证：凝血障碍。

MEPRON(atovaquone)：MEPRON(阿托伐醌)，抗原生动物药；适应证：艾滋病引发的卡氏肺孢子虫的治疗和预防。

MERIDIA(sibutramine)：诺美婷(西布曲明)，兴奋剂；适应证：肥胖。

MERREM(meropenem)：美利姆(美罗培南)，碳青霉烯类抗生素；适应证：细菌感染。

Mesalaming(ASACOL，PENTASA)：氨水杨酸(亚沙可、彼得斯胺)，抗炎药；适应证：溃疡性结肠炎。

METADATE CD，ER (methylphenidate)：MTADATE CD，ER (哌甲酯)，兴奋剂，适应证：多动症、发作性嗜睡。

METAGLIP(glipizide/metformin)：METAGLIP(格列吡嗪/二甲双胍复方制剂)，口服降糖药；适应证：糖尿病。

Metaproterenol(ALUPENT)：奥西那林(阿鲁彭特)，β_2 受体兴奋剂支

气管扩张剂;适应证:慢性阻塞性肺病、哮喘。

Metformine(GLUCOPHAGE):二甲双胍(格卢费吉),口服降糖药;适应证:糖尿病。

Methadone(DOLOPHINE):美沙酮(多乐芬),阿片类镇痛药;适应证:中度至重度疼痛、鸦片戒断反应。

METHADOSE(methadone):美散痛(美沙酮),阿片类镇痛药;适应证:阿片类药物成瘾的解毒。

Methenamine(URISED,UREX):乌洛托品(URISED,优降尿),抗生素;适应证:泌尿道感染的预防。

METHERGINE(methylegonovine):麦色金(甲基麦角新碱),子宫收缩;适应证:子宫收缩、子宫出血。

Methimazole(TAPAZOLE):甲巯咪唑(天帕宁),适应证:甲状腺功能亢进。

Methocarbamol(ROBAXIN):美索巴莫(诺泊克辛),骨骼肌肉松弛剂。

Methotrexate:氨甲蝶呤,抗肿瘤药;适应证:银屑病、癌症、类风湿性关节炎。

Methsuximide(CELONTIN):甲琥胺(锡朗丁),抗痉挛药;适应证:意识丧失型癫痫。

Methyldopa(ALDOMET):甲基多巴(阿多美特),中枢降压药;适应证:原发性高血压。

Methylphenidate(RITALIN):哌甲酯(利他林),兴奋剂;适应证:多动症、发作性嗜睡。

Methylprednisolone(MEDROL):甲泼尼龙(美卓乐),糖皮质激素;适应证:肾上腺机能不全、过敏、类风湿性关节炎。

Metoclopramide(REGLAN):甲氧氯普安(瑞格兰),促进胃排空药;适应证:胃灼热、糖尿病、胃轻瘫。

Metolazone(ZAROXOLYN):甲苯喹唑磺胺(美托拉宗),噻嗪类利

尿剂;适应证:原发性高血压、液体潴留。

Metoprolol（LOPRESSOR,TOPROL–XL）:美托洛尔（诺普色、TOPROL-XL）,β_1 受体阻滞剂;适应证:原发性高血压、心绞痛、心律失常。

Metronidazole（FLAGYL）:甲硝唑（弗来吉尔）,抗生素;适应证:细菌感染。

MEVACOR（lovastatin）:麦贝克（洛伐他汀）,他汀类药;适应证:高脂血症。

Mexiletine（MEXITIL）:美西律（麦可西替）,抗心律失常药;适应证:室性心律失常。

MEXITIL（mexiletine）:麦可西替（美西律）,抗心律失常药;适应证:室性心律失常。

MIACALCIN（calcitonin–salmon）:密钙息（鲑降钙素）,骨再吸收抑制剂激素;适应证:高钙血症、佩吉特病、骨质疏松症。

MICARDIS（telmisartan）:美卡素（替米沙坦）,血管紧张素 II 受体阻滞剂;适应证:原发性高血压。

MICRO-K（patassium）:麦克–K（钾）,电解质;适应证:低钾血症。

Miconazole（MONISTAT）:米康唑（蒙尼斯代）,抗真菌药;适应证:念珠菌病。

MICROZIDE（HCTZ）:氢氯噻嗪（双氢克尿噻）,噻嗪类利尿剂;适应证:原发性高血压、水潴留。

MIDAMOR（amiloride）:嘧达莫（阿米洛利）,保钾利尿剂;适应证:原发性高血压、充血性心力衰竭。

Midazolam:米达唑仑,苯二氮䓬类催眠药;适应证:手术前镇静。

Midoddrine（PROAMATINE）:米多君（PROAMATINE）,血管扩张剂;适应证:直立性低血压。

MIDRIN（isometheptene,dichloraphenazone,APAP）:氯醛比林（异美汀、氯醛比林、扑热息痛）,血管收缩剂、镇静剂、止痛剂;适应证:偏头痛。

MINIPRESS(prazosin)：米尼普斯(哌唑嗪)，α_1阻滞剂；适应证：原发性高血压。

MINITRAN(transdermal nitroglycerin)：米尼特恩(硝酸甘油透皮贴剂)，适应证：心绞痛。

MINOCIN(minocycline)：美满霉素(米诺环素)，四环素类抗生素；适应证：细菌感染。

Minocycline(MINOCIN)：米诺四环素(美满霉素)，四环素类抗生素；适应证：细菌感染。

Minoxidil：米诺地尔；适应证：严重高血压。

MIRALAX(polyethylene glycol)：MIRALAX(聚乙烯二醇)，容积性泻药；适应证：便秘。

MIRAPEX(pramipexole)：乐伯克(普拉克索)，多巴胺激动药；适应证：帕金森病、不宁腿综合征。

Mirtazapine(REMERON)：米氮平(瑞美隆)，抗抑郁药；适应证：抑郁症。

Misoprostol(CYTOTEC)：米索前列醇(喜克馈)，抗溃疡药；适应证：非甾体类药引发的胃溃疡。

MOBIC(meloxicam)：莫比可(美洛昔康)，非甾体消炎药；适应证：关节炎。

Modafinil(PROVIGIL)：莫达非尼(不夜神)，催醒药；适应证：发作性嗜睡、日间嗜睡。

MODURETIC(amiloride/HCTZ)：武都力(阿米洛利/氢氯噻嗪复方制剂)，利尿剂；适应证：原发性高血压、液体潴留。

Moexipril(UNIVASC)：莫西普利(尤瓦斯克)，血管紧张素转化酶抑制剂；适应证：原发性高血压。

MONOCAL(fluoride,calcium)：—钙(氟化物、钙)，矿物质补充剂。

MONOKET(isosorbide mononitrate)：MONOKET(单硝酸异山梨酯)，长效硝酸药；适应证：心绞痛。

MONOPRIL(fosinopril)：蒙诺(福辛普利)，血管紧张素转化酶抑制剂;适应证:原发性高血压、充血性心力衰竭。

MONUROL(fosfomycin):美乐力(磷霉素),抗生素;适应证:尿路感染。

Morphine sulfate(MS CONTIN):硫酸吗啡(美施康定),阿片类镇痛药;适应证:中度至重度疼痛。

MOTOFEN(difenoxin/atropine):MOTOFEN(地芬诺辛/阿托品复方制剂),降低肠蠕动药;适应证:腹泻。

Moxifloxacin(AVELOX):莫西沙星(拜复乐),氟喹诺酮类抗生素;适应证:细菌感染。

MS CONTAIN(morphine ER):美施康定(吗啡、控释制剂),阿片类镇痛药;适应证:中度至重度疼痛。

MUCINEX(guaifenesin):美清痰(愈创甘油醚),祛痰剂;适应证:疏松支气管分泌物。

Mupirocin(BACTROBAN):莫匹罗星(百多邦),局部抗生素;适应证:皮肤感染。

MYCELEX 3(butoconazole):克雷唑(布康唑),阴道抗真菌药;适应证:宫颈感染。

MYCOBUTIN(rifabutin):迈科布廷(利福布汀),抗生素;适应证:艾滋病引发的鸟形结核菌。

MYCOSTATIN(nystatin):米可定(制霉菌素),抗真菌药;适应证:念珠菌病。

MYLERAN(busulfan):马勒兰(白消安),烷化剂;适应证:白血病。

MYSOLINE(primidone):扑米酮(去氧苯巴比妥),抗痉挛药;适应证:癫痫。

N

Nabumetone(RELAFEN):纳布美通(萘丁美酮),非甾体类抗炎镇痛药;适应证:关节炎。

Nadolol(CORARD):纳多洛尔(康加尔多),β受体阻滞剂;适应证:原发性高血压、心绞痛。

Nafcillin:萘夫西林青霉素类抗生素;适应证:细菌感染。

Nalbuphine(NUBAIN):纳布啡(纳班),阿片受体激动剂、阻滞剂;适应证:缓解疼痛、瘙痒症。

Naltrexone(REVIA):环丙甲羟二羟吗啡酮(纳曲酮),麻醉药品阻滞剂;适应证:毒品或乙醇成瘾。

NAMENDA(memantine):盐酸美金刚(美金胺),N-甲基-D天门冬氨酸阻滞剂;适应证:阿尔茨海默病。

NAPROSYN(naproxen):甲氧基甲基萘乙酸(萘普生),非甾体类抗炎镇痛药;适应证:关节炎、疼痛、炎症、头痛。

NARDIL(phenelzine):那地尔(苯乙肼),单胺氧化酶抑制剂;适应证:抑郁症、暴食症。

NASACORT AQ(triamcinolone):曲安奈德(去炎松),鼻腔皮质类固醇药;适应证:过敏性鼻炎。

NASALCROM(cromolyn):色甘酸喷鼻剂(色甘酸),鼻抗炎剂;适应证:过敏性鼻炎。

NASAREL(flunisolide):氟尼缩松鼻喷雾剂(氟尼缩松),鼻腔皮质类固醇药;适应证:过敏性鼻炎。

NASONEX(mometasone):内舒拿(莫米松),鼻腔皮质类固醇药;适应证:过敏性鼻炎。

Nefazodone(SERZONE):奈法唑酮(瑟佐),抗抑郁药;适应证:抑郁症。

Nelfinavir(VIRACEPT):奈非那韦(维拉赛特),蛋白酶抑制剂抗反转录病毒药;适应证:艾滋病。

NEMBUTAL(pentobarbital):耐波他(戊巴比妥),巴比妥类药;适应证:失眠症、睡眠诱导、癫痫持续状态。

NEOSPORIN(neomycin/polymyxin/bacitracin):新斯波林(新霉素/多

黏霉素/杆菌肽复方制剂),局部抗生素复方制剂;适应证:局部感染。

NEUPOGEN(filgrastim):优保津(非格司亭),白细胞刺激生成剂;适应证:化疗、骨髓移植。

NEURONTIN(gabapentin):维诺定(加巴喷丁),抗痉挛药;适应证:癫痫、持续性疼痛。

Nevirapine(VIRAMUNE):奈韦拉平(维乐命),抗反转录病毒药;适应证:艾滋病。

NEXIUM(esomeprazole):耐信(埃索美拉唑),蛋白质泵抑制剂;适应证:食管炎、胃食管反流病、胃溃疡。

Niacin(vitaminB-3):烟酸(维生素 B_3),烟酸;适应证:高脂血症、高甘油三酯血症。

NIACOR(niacin):烟酸(尼克酸),维生素 B_3;适应证:高脂血症、高甘油三酯血症。

NIASPAN(niacin slow release):NIASPAN(缓释型烟酸),维生素 B_3;适应证:高脂血症、高甘油三酯血症。

Nicardipine(CARDENE):尼卡地平(卡丁),钙通道阻滞剂;适应证:心绞痛、原发性高血压。

NICODERM(transdermal nicotine):戒烟贴(经皮尼古丁贴剂),适应证:戒烟。

Nicotinic Acid(niacin):烟酸(尼克酸),维生素 B_3;适应证:高脂血症、高甘油三酯血症。

NICOTROL Inhaler(nicotine):尼古丁吸入剂(尼古丁);适应证:戒烟。

NICOTROL NS(nicotine):尼古丁鼻喷雾剂 (尼古丁);适应证:戒烟。

Nifedipine(PROCARDIA,ADALAT):硝苯地平(普罗卡地、艾达立特),钙通道阻滞剂;适应证:心绞痛、原发性高血压。

NIFEREX,NIFEREX-150(iron):力蜚能(多糖铁复合物),矿物质;适应证:贫血症。

NILANDRON(nilutamide):尼伦特龙(尼鲁米特),抗雄激素类药;适应证:前列腺癌。

Nimodipine(NIMOTOP):尼莫地平(尼莫通),钙通道阻滞剂;适应证:蛛网膜下隙出血后促进神经功能恢复。

Nisoldipine(SULAR):尼索地平(苏拉),钙通道阻滞剂;适应证:原发性高血压 NITRO-DUR(nitroglycerin):奈特多(硝酸甘油),经皮吸收硝酸类;适应证:心绞痛。

Nitrofurantoin(macrodantin):呋喃妥因(麦克单汀),抗菌剂;适应证:尿路感染。

Nitroglycerin(NITROSTAT):硝酸甘油(耐较咛),血管扩张剂;适应证:心绞痛。

NITROLINGUAL SPRAY(nitroglycerin):硝酸甘油舌下喷雾剂(硝酸甘油),硝酸类;适应证:心绞痛。

NITROMIST(nitroglycerin):硝酸甘油舌下喷雾剂(硝酸甘油),血管扩张剂;适应证:心绞痛。

NITROSTAT(nitroglycerin):耐较咛(硝酸甘油),血管扩张剂;适应证:心绞痛。

NIX(permethrin):尼克斯(苄氯菊酯),驱虫剂;适应证:头虱。

Nizatidine(AXID):尼扎替丁(艾克斯得),组胺 2 受体阻滞剂;适应证:溃疡、胃食管反流病。

NIZORAL(ketoconazole):尼雷尔(酮康唑),抗真菌药;适应证:真菌感染。

NORCO(hydrocodone/APAP):NORCO(氢可酮/扑热息痛复方制剂),麻醉性镇痛药化合物;适应证:中度至重度疼痛。

NORFLEX(orphenadrine):诺莱斯(领甲苯海拉明),骨骼肌肉松弛剂。

Norfloxacin(NOROXIN):诺氟沙星(诺罗丁),福喹诺酮类抗生素;适应证:细菌感染。

NORGESIC(orphenadrine):诺杰克(奥芬那君),骨骼肌肉松弛剂。

NOROXIN(norfloxacin):诺罗丁(诺氟沙星),福喹诺酮类抗生素;适应证:细菌感染。

NORPACE,NORPACE CR(disopyramide):洛佩斯、洛佩斯控释片(丙吡胺),抗心律失常药;适应证:室性心律失常。

NORPRAMIN(desipramine):洛普敏(地昔帕明),三环抗抑郁药;适应证:抑郁症。

Nortriptyline(PAMELOR):去甲替林(拍美乐),三环抗抑郁药。

NORVASC(amLodipine):络活喜(氨氯地平),钙阻滞剂;适应证:原发性高血压、心绞痛。

NORVIR(ritonavir):诺维尔(利托那韦),蛋白酶抑制剂,抗反转录病毒药;适应证:艾滋病。

NOVOLINE R(regular insulin):诺和灵 R(普通胰岛素),降糖药;适应证:糖尿病。

NOVOLOG(insulin aspart):诺和锐(门冬胰岛素),降糖药;适应证:糖尿病。

NOVOLOG MIX70/30(insulin mixture):诺和锐混合胰岛素 70/30(混合胰岛素),降糖药;适应证:糖尿病。

NUVIGIL(armodafinil):NUVIGIL(阿莫达非尼),中枢神经兴奋剂;适应证:发作性嗜睡、轮班工作睡眠紊乱。

Nystatin(MYCOSTATIN):制霉菌素(米可泰丁),抗真菌药;适应证:念珠菌病。

MYSTOP(nystatin):MYSTOP(制霉菌素),抗真菌药;适应证:念珠菌病。

O

Ofloxacin(FLOXIN):氧氟沙星(弗洛克辛),喹诺酮类抗生素;适应证:细菌感染。

Olanzapine(ZYPREXA):奥氮平(再普乐),抗精神病药;适应证:精神分裂症、双相情感障碍。

Olopatadine(PATANOL):奥洛他定(帕坦洛),抗组胺药;适应证:变态反应性结膜炎。

Olsalazine(DIPENTUM):奥沙拉嗪(代喷图),水杨酸盐类药;适应证:溃疡性结肠炎。

Omeprazole(PRILOSEC):奥美拉唑(普利西克),抑制胃酸分泌药;适应证:胃溃疡、食管炎、胃食管反流病。

OMNARIS(ciclesonide):环索奈德鼻喷雾剂(环索奈德),鼻内类固醇药;适应证:过敏性鼻炎。

OMNICEF(cefdinir):OMNICEF(头孢地尼),头孢菌素类抗生素;适应证:细菌感染。

OMNIHIST LA (chlorpheniramine/phenylephrine/methscopalamine):OMNIHISTA LA(氯苯那敏/去氧肾上腺素/甲基东莨菪碱复方制剂),抗组胺药、减充血剂;适应证:鼻炎、感冒。

Ondansetron(ZOFRAN):昂旦司琼(枢复宁),止恶心药;适应证:化疗、放疗和手术引起的恶心/呕吐。

OPANA(oxymorphone):奥帕纳(羟吗啡酮),阿片类镇痛剂;适应证:中度至重度疼痛。

Opium Tincture(morphine):阿片酊(吗啡),麻醉类镇痛剂;适应证:腹泻。

ORAMORPH SR(morphine sulfate SR):奥诺莫福缓释制剂(硫酸吗啡缓释片),阿片类镇痛药;适应证:中度至重度疼痛。

ORENCIA(abatacept):奥瑞希纳(阿巴西普),免疫调节剂;适应证:类风湿性关节炎。

Orphenadrine(NORFLEX):奥芬那君(诺莱斯),骨骼肌肉松弛剂。

Oxacilline:苯唑西林:青霉素类抗生素;适应证:细菌感染。

Oxandrolone(OXANDRIN):氧甲氢龙(奥沙得林),促蛋白合成甾类药;适应证:骨质疏松症、促进体重增加。

Oxaprozin(DAYPRO):奥沙普秦(戴普洛),非甾体类抗炎镇痛药;适应证:关节炎。

Oxazepam(SERAX):奥沙西泮(塞拉克斯),苯二氮䓬类催眠药;适应证:焦虑症、戒酒。

Oxarbazepine(TRILEPTAL):奥卡西平(曲莱),抗痉挛药;适应证:癫痫部分发作。

Oxybutymin(DITROPAN):奥昔布宁(地托潘),反复交感神经、解痉剂;适应证:膀胱过度活动症。

Oxycodone(ROXICODONE、OXYCONTIN):羟考酮(羟氢可待因酮,奥施康定),阿片类镇痛药;适应证:中度至重度疼痛。

Oxycodong/ASA(PERCODAN):氧可酮/阿司匹林复方制剂(扑克丹),阿片类镇痛药;适应证:中度至重度疼痛。

Oxycodone with APAP(ENDOCET、PERCOCET、TYLOX):羟考酮合并阿司匹林(ENDOCET、扑热息痛、泰勒宁),阿片类镇痛药;适应证:中度至重度疼痛。

Oxycontin(oxycodone SR):奥施康定(羟考酮缓释片),阿片类镇痛药;适应证:中度至重度疼痛。

OXYFAST(oxycodone):OXYFAST(羟考酮),阿片类镇痛药;适应证:中度至重度疼痛。

Oxymetazoline(AFRIN):羟甲唑啉(艾芙琳),鼻血管收缩药;适应证:鼻窦炎、感冒。

Oxymetholone(ANADRO-50):羟甲烯龙(甲基雄烯二醇-50),粗蛋白合成类固醇、雄性激素;适应证:贫血。

Oxytocin(PITOCIN):缩宫素(匹头辛),刺激子宫收缩药;适应证:引产术。

OXYTROL(oxybutynin):OXYTROL(奥昔布宁),抗胆碱能止痉挛的药;适应证:膀胱过度活动症。

P

PACERONE(amiodarone)：可达龙(胺碘酮)，抗心律失常药；适应证：心律失常。

PAMELOR(nortriptyline)：拍美乐(去甲替林)，三环类抗抑郁药；适应证：抑郁症。

Pantoprazole(PROTONIX)：半托拉唑(潘托洛克)，抑制胃酸分泌药；适应证：胃溃疡、胃食管反流病。

PARCOPA(carbidopa/levodopa)：PARCOPA(卡比多巴/左旋多巴复方制剂)，多巴胺前体药；适应证：帕金森病。

PAREGORIC(morphine)：复方樟脑酊(吗啡)，阿片类镇痛剂；适应证：腹泻。

Paricalcitol(ZEMPLAR)：帕立维生素D(肾骨乐)，维生素D；适应证：慢性肾病引起的甲状腺功能亢进。

PARNATE(tranylcypromine)：反苯环丙胺(强内心百乐明)，单胺氧化酶抑制剂；适应证：抑郁症。

Paroxetine(PAXIL)：氟苯哌苯醚(帕罗西汀)，选择性5羟色胺重吸收抑制剂、抗抑郁药；适应证：抑郁症、强迫症、焦虑症、创伤后应激障碍。

PASER(aminosalicylic acid)：PASER(氨基水杨酸)，抗菌剂；适应证：肺结核。

PATANASE(olopatadine)：PATANASE(奥洛他定)，鼻抗组胺剂；适应证：过敏性鼻炎。

PAXIL(paroxetine)：帕罗西汀(氟苯哌苯醚)，选择性5羟色胺重吸收抑制剂、抗抑郁药；适应证：抑郁症、强迫症、焦虑症、创伤后应激障碍。

PEDIAFLOR(fluoride)：FEDIAFLOR(氟化物)，矿物质；适应证：骨质疏松症、龋齿。

PEDIAPRED(prednisolone)：PEDIAPRED(泼尼松龙)，糖皮质激素；适应证：过敏、关节炎、多发性硬化症。

Penbutolol(LEVATOL)：喷布特罗(利瓦托)，β受体阻滞剂；适应证：

原发性高血压。

Penciclovir(DENAVIR)：喷昔洛韦(登纳维尔)，局部抗病毒药；适应证：疱疹、唇疱疹。

Penicilline(VEETIDS)：盘尼西林(泛必弟)，抗生素；适应证：细菌感染。

Pentamidine(PENTAM 300)：喷他脒(PENTAM 300)，抗原生动物药；适应证：卡氏肺囊虫肺炎。

PENTASA(mesalamine)：颇得斯安(氨水杨酸)，抗炎药；适应证：溃疡性结肠炎。

Pentazocine(TALWIN)：喷他佐辛(泰稳)，阿片受体激动剂阻滞镇痛剂；适应证：中度至重度疼痛。

Pentazocine/APAP(TALACEN)：喷他佐辛/阿司匹林复方制剂(泰来森)，阿片类镇痛药、阿司匹林合成剂。

Pentazocine/Naloxone(TALWIN NX)：喷他佐辛/纳洛酮(泰稳 NX)，阿片类镇痛剂合成物；适应证：疼痛。

Pentobarbital(NEMBUTAL)：戊巴比妥(内布特)，巴比妥酸盐催眠药；适应证：失眠症、癫痫持续状态。

Pentoxifylline(TRENTAL)：己酮可可碱(循能泰)，降低血液黏稠度药；适应证：间歇性跛行。

PEPCID,PEPCID AC(famotidine)：派普西得，派普西得 AC(法莫替丁)，组胺 H2 受体阻滞剂，减少胃酸分泌药；适应证：胃溃疡、胃食管反流症。

PERCOCET(oxycodone/APAP)：帕尔赛特(羟考酮/阿司匹林)，阿片类受体镇痛剂；适应证：中度至重度疼痛。

PERCODAN(oxycodone/aspirin)：扑克丹(羟考酮/阿司匹林)，阿片类受体镇痛剂；适应证：中度至重度疼痛。

PERI-COLACE(docusate/senna)：PERI-COLACE(多库酯钠/番泻叶复方制剂)，大便软化剂、泻药；适应证：便秘。

Perindopril(ACEON):哌林多普利(培哚普利),血管紧张素转化酶抑制剂;适应证:原发性高血压、冠心病。

Permethrin(ELIMITE,ACTICIN,NIX):百灭宁(氯菊酯、ACTICIN、尼克斯),驱虫剂;适应证:头虱、疥疮。

Perphenazine:奋乃静,抗精神病药;适应证:精神分裂症、打嗝。

PERSANTINE(dipyridamole):潘生丁(双嘧达莫),血小板抑制剂;适应证:心脏瓣膜置换术后血块的形成。

Phenazopyriline(PYRIDIUM):非那吡啶(马洛芬),尿路镇痛剂;适应证:缓解排尿障碍引起的疼痛。

Phenelzine(NARDIL):苯乙肼(那地尔),单胺氧化酶抑制剂;适应证:抑郁症。

PHENERGAN(promethazine):非那根(异丙嗪),镇静剂、止吐剂;适应证:鼻炎、荨麻疹、恶心/呕吐。

Phenobarbital:苯巴比妥那,巴比妥类镇静剂;适应证:镇静、抗痉挛。

Phentermine(ADIPEX-P):苯丁胺(芬特明盐酸盐),安非他明类药;适应证:肥胖。

Phenylephrine(SUDAFED PE):去氧肾上腺素(速达菲 PE),解充血药;适应证:感冒、过敏。

Phenytoin(DILANTIN):苯妥英(狄兰汀),抗痉挛药;适应证:癫痫。

PHISOHEX(hexachlorophene):费索海克(六氯芬),抑菌皮肤清洁剂。

PhosLo(calcium):弗兹洛(钙),磷酸盐黏合剂;适应证:终末期肾病的高磷血症。

PHRENILIN,PHRENILIN FORTE(butalbital/acetaminophen):PHRENILIN, PHRENILIN FORTE(布他比妥/对乙酰氨基酚复方制剂),巴比妥酸盐镇静剂、镇痛剂;适应证:紧张性头痛。

Phytonadione(AQUAMEPHYTON):维生素 K_1(阿奎芬);适应证:凝血功能障碍。

Pilocarpine(SALAGEN):毛果芸香碱(沙勒吉),抗胆碱能药;适应证:口干、干燥综合征。

Pilocarpine OPTH(ISOPTO CARPINE,PILOCAR):毛果芸香碱滴眼液(艾索普托-卡品,胆碱激性剂),胆碱能缩瞳剂;适应证:青光眼。

Pindolol(VISKEN):吲哚洛尔(维斯肯),β 受体阻滞剂;适应证:原发性高血压。

Pioglitazone(ACTOS):吡格列酮(爱妥糖),口服降糖药;适应证:糖尿病。

Piperacillin(PIPRACIL):哌拉西林(哌拉希尔),青霉素类抗生素;适应证:细菌感染。

Pirbuterol(MAXAIR):吡布特罗(麦克赛尔),β 受体支气管扩张剂;适应证:哮喘、慢性阻塞性肺病。

Piroxicam(FELDENE):吡罗昔康(费尔啶),非甾体类抗炎镇痛药;适应证:关节炎。

PLAQUENIL(hydroxychloroquine):普拉奎尔(羟化氯喹),抗疟疾药;适应证:疟疾、类风湿性关节炎、狼疮。

PLAVIX(clopidogrel):普拉维斯(氯吡格雷),血小板抑制剂;适应证:心肌梗死、脑卒中、动脉粥样硬化。

PLETAL(cilostazol):培达(西洛他唑),血小板抑制剂;适应证:间歇性跛行。

Polyethylene glycol(MIRALAX):聚乙烯二醇(MIRALAX),容积性泻药;适应证:便秘。

Ponstel(mefenamic acid):甲芬那酸(潘特尔),非甾体类抗炎镇痛药;适应证:轻度至中度疼痛。

Posaconazole(NOXAFIL):泊沙康唑(诺科飞),抗真菌药;适应证:真菌感染。

Potassium Citrate(UROCIT-K):枸橼酸钾(UROCIT-K),抗尿碱化药;适应证:肾结石。

Potassium Lodide(PIMA):碘化钾(皮玛),祛痰剂;适应证:哮喘、支

气管炎。

Pramipexole(MIRAPEX):米拉帕(普拉克索),多巴胺激动药;适应证:帕金森病、不宁腿综合征。

PRANDIMET(repaglinide/metformin):PRANDIMET(瑞格列奈/二甲双胍复方制剂),口服降糖药;适应证:糖尿病。

PRANDIN(repaglinide):PRANDIN(瑞格列奈),口服降糖药;适应证:糖尿病。

PRAVACHOL(pravastatin):普拉固(普伐他汀),他汀类药;适应证:高胆固醇血症、冠心病。

Pravastatin(PRAVACHOL):普伐他丁(普伐科尔),他汀类药;适应证:高胆固醇血症、冠心病。

Prazosin(MINIPRESS):哌唑嗪(米尼普斯),α_1受体阻滞剂,血管扩张剂;适应证:原发性高血压。

PRECOSE(acarbose):普利克糖(阿卡波糖),延迟碳水化合物消化药;适应证:糖尿病。

Prednisolone(ORAPRED,PRELONE):泼尼松龙(ORAPRED,泼尼龙),糖皮质激素;适应证:肾上腺功能不全、过敏、类风湿性关节炎、狼疮、慢性阻塞性肺病。

Prednisone:泼龙松;适应证:肾上腺功能不全、过敏反应、类风湿性关节炎、狼疮、慢性阻塞性肺病。

PRELONE(prednisolone):泼尼龙(泼尼松龙),糖皮质激素;适应证:肾上腺功能不全、过敏、类风湿性关节炎、狼疮、慢性阻塞性肺病。

PREMARIN(conjugated estrogens):泼玛龙(综合雌激素),激素;适应证:更年期综合征。

PREMPRO(estrogens/progesterone):倍美安(雌激素/黄体酮),激素;适应证:更年期综合征。

PREVACID(lansoprazole):普利西得(兰索拉唑),胃酸泵抑制剂;适应证:胃溃疡、食管炎、胃食管反流病。

PREVPAC(lansoprazole/amoxicillin/clarithromycin):PREVPAC(兰索拉唑/阿莫西林/克拉霉素),幽门螺旋杆菌治疗药;适应证:十二指肠溃疡。

PRIFTIN(rifapentine):PRIFTIN(利福喷汀),抗生素;适应证:肺结核。

PRILOSEC(omeprazole):普利西克(奥美拉唑),胃酸泵抑制剂;适应证:胃溃疡、食管炎、胃食管反流病。

Primaquine:伯氨喹,抗疟疾剂;适应证:疟疾。

PRIMATENE MIST(epinephrine):肾上腺素喷雾剂(肾上腺素),支气管扩张剂;适应证:哮喘。

PRIMATENE TABLETS(ephedrine/guaifenesin):肾上腺素片剂(麻黄碱/愈疮甘油醚复方制剂),解充血剂、祛痰剂;适应证:鼻窦炎、咳嗽、支气管炎、哮喘。

Primedone(MYSOLINE):普里米酮(麦色林),抗痉挛药;适应证:癫痫。

PRINIVIL(lisinopril):普尼尔(赖诺普利),血管紧张素转化酶抑制剂;适应证:原发性高血压、充血性心力衰竭。

PRINZIDE (lisinopril/HCTZ): 普尼利 (赖诺普利/氢氯噻嗪复方制剂),血管紧张素转化酶抑制剂、利尿剂;适应证:原发性高血压。

PRISTIQ(desvenlafaxine):去甲文拉法辛(地文拉法辛),抗抑郁药;适应证:抑郁症。

Probenecid:丙磺舒,增加尿酸分泌药;适应证:痛风。

Procainamide(PROCANBID):普鲁卡因胺(PROCANBID),抗心律失常药;适应证:心律失常。

Procanbid(procainamide):PROCANBID(普鲁卡因胺),抗心律失常药;适应证:心律失常。

PROCARDIA,PROCARDIA XL(nifedipine):硝苯地平、硝苯地平控释片(心痛定),钙通道阻滞剂;适应证:心绞痛、原发性高血压。

Prochlorperazine(COMPAZINE):普鲁氯嗪(康波兹因),吩噻嗪止吐剂;适应证:恶心/呕吐、焦虑症。

PROCRIT(epoetin alfa):普罗科瑞(重组人红细胞生成素),刺激红细胞生成药;适应证:贫血、肾衰竭、艾滋病、化疗。

Progesterone(PROMETRIUM):黄体酮(口服孕酮制剂);适应证:子宫内膜增生、继发性闭经。

PROGRAF(tacrolimus):普格拉夫(他克莫司),免疫抑制剂;适应证:器官移植。

PROLASTIN(α-1 proteinase inhibitor):普罗莱丁,α_1 蛋白酶抑制剂;适应证:α_1 抗胰蛋白酶缺乏症、肺气肿。

Promethazine(PHENERGAN):异丙嗪(非那根),吩噻嗪;适应证:鼻炎、变态反应性结膜炎、镇静、恶心/呕吐。

PROMETRIUM(progesterone):口服孕酮制剂(黄体酮),适应证:子宫内膜增生、继发性闭经。

Propafenone(RYTHMOL):普罗帕酮(利斯莫尔),β 受体阻滞剂,抗心律失常药;适应证:阵发性室上性心动过速、阵发性房颤。

Propantheline:溴丙胺太林,反副交感神经、抑制胃酸分泌药;适应证:消化性溃疡。

Proparacaine OPTH(ALCAINE):丙美卡因滴眼液(艾卡因),麻醉药;适应证:骶管麻醉。

Propranolol(INDERAL):普萘洛尔(心得尔),β 受体阻滞剂;适应证:原发性高血压、心绞痛、心律失常、急性心肌梗死的预防、偏头痛。

Propylthiouracil:丙硫氧嘧啶,抗甲状腺药;适应证:甲状腺功能亢进。

PROSCAR(finasteride):保列治(非那雄胺),抗雄激素类药;适应证:良性前列腺增生。

PROTONIX(pantoprazole):PROTONIX(潘托洛克),质子泵抑制剂;适应证:胃溃疡、胃食管反流病。

PROVENTIL,PROVENTIL HFA(albuterol):普罗温地尔、普罗温地尔 HFA(沙丁胺醇),β_2 受体兴奋剂支气管扩张剂;适应证:慢性阻塞性肺病、哮喘。

PROVERA(medroxyprogesterone)：普罗维啦(甲羟孕酮)，激素类药；适应证：闭经、阴道不规则流血。

PROVIGIL(modafinil)：不定神(莫达非尼)，兴奋剂；适应证：发作性嗜睡症、日间嗜睡症。

PROZAC(fluoxetine)：百忧解(氟西汀)，选择性 5 羟色胺再摄取抑制剂、抗抑郁药。

Pseudoephedrine(SUDAFED)：伪麻黄碱(速达菲)，解充血药；适应证：感冒、过敏。

Psyllium(KONSYL，METAMUCIL)：洋车前子(康塞尔、美他木斯)，纤维泻药；适应证：便秘。

PULMICORT(budesonide)：帕米考特(布地奈德)，吸入皮质激素类药；适应证：哮喘。

PUMOZYME(dornase alfa)：百慕时(阿法链道酶)，分解酶、溶解肺分泌物类药；适应证：囊胞性纤维症。

Pyrazinamide：吡嗪酰胺；抗菌药；适应证：肺结核。

PYRIDIUM(phenazopyridine)：哌立地姆(非那吡啶)，缓解泌尿道疼痛药；适应证：减少排尿障碍引起的疼痛。

Pyridostigmine(MESTINON)：吡斯的明(麦斯提龙)，抗胆碱酯酶药；适应证：重症肌无力。

Pyridoxine(VITAMIN B6)：吡哆醇(维生素 B_6)，维生素。

Pyrimethamine(DARAPRIM)：乙胺嘧啶(达拉匹林)，抗寄生虫药；适应证：弓虫病、疟疾。

Q

QUALAQUIN(quinine)：QUALAQUIN 奎宁)，抗疟疾药；适应证：疟疾。

QUESTRAN(cholestyramine)：消胆胺(考来烯胺)，胆汁酸螯合剂；适应证：降血脂。

Quetiapine(SEROQUEL):喹硫平(思瑞康),抗精神病药;适应证:精神分裂症、双相情感障碍。

QUINAPRIL(ACCUPRIL):喹那普利(阿克普利),血管紧张素转化酶抑制剂;适应证:原发性高血压、充血性心力衰竭。

Quinapril/HCTZ(ACCURETIC):喹那普利/氢氯噻嗪复方制剂(AC-CURETIC),血管紧张素转化酶抑制剂、利尿剂;适应证:原发性高血压。

Quinine:奎宁:抗疟疾药;适应证:疟疾。

QVAR(beclomethasone):QVAR(倍氯米松),吸入性皮质激素类药;适应证:哮喘。

R

Raloxifene(EVISTA):雷洛昔芬(埃维斯特),雌激素调节剂;适应证:骨质疏松症、乳腺癌的预防。

Ramipril(ALTACE):雷米普利(阿泰斯),血管紧张素转化酶抑制剂;适应证:原发性高血压、心肌梗死后的充血性心力衰竭。

RANEXA(ranolazine):RANEXA(雷诺嗪),抗局部缺血药;适应证:慢性心绞痛。

Ranitidine(ZANTAC):雷尼替丁(善胃得),组胺2受体阻滞剂;适应证:胃溃疡、胃食管反流病、食管炎。

RAPAFLO(silodosin):优利福(西洛多辛),α受体兴奋剂;适应证:良性前列腺增生。

RAPAMUNE(sirolimus):雷帕霉素(西罗莫司),免疫抑制剂;适应证:肾移植。

RAPTIVA(efalizumab):瑞体肤(依法珠单抗),免疫抑制剂;适应证:银屑病。

RAZADYNE(galantamine):RAZADYNE(加兰他敏),乙酰胆碱酯酶抑制剂;适应证:阿尔茨海默病。

REBETOL(ribavirin)：利巴韦林(病毒唑)，抗病毒药；适应证：丙肝。

REBETRON(interferon alfa/ribavirin)：罗扰能(干扰素 α/利巴韦林复方制剂)，抗病毒药；适应证：丙肝。

Rebif(interferon-β-1α)：利比(干扰素-β-1α)，免疫调节剂；适应证：多发性硬化。

RECOMBINATE(Factor Ⅷ)：重组(因子Ⅷ)，抗血友病药；适应证：血友病。

REGLAN(metoclopramide)：瑞格兰(甲氧氯普胺)，促进胃排空药；适应证：胃灼热、糖尿病、胃轻瘫。

RELAFEN(nabumetone)：利拉芬(纳布美通)，非甾体类抗炎镇痛药；适应证：关节炎。

RELENZA(zanamivir)：瑞乐沙(扎那米韦)，抗病毒药；适应证：流行性感冒。

RELISTOR(methylnaltrexone)：RELISTOR(甲基纳曲酮)，胃肠道阿片类阻滞剂；适应证：阿片类药物引起的便秘。

PELPAX(eletriptan)：来曲普坦(依立曲坦)，5 羟色胺受体激动剂；适应证：偏头痛。

REMERON(mirtazapine)：瑞美隆(米氮平)，抗抑郁药；适应证：抑郁症。

REMICADE(infliximab)：瑞米凯德(英夫利昔)，中和肿瘤坏死因子药；适应证：克罗恩病、关节炎、溃疡性结肠炎、银屑病。

RENAGEL(sevelamer)：磷能解(司维拉姆)，磷酸盐黏合剂；适应证：肾病引发的高磷血症。

REQUIP(ropinirole)：力必平(罗匹尼罗)，多巴胺前体药；适应证：帕金森病、不宁腿综合征。

RESCRIPTOR(delavirdine)：RESCRIPTOR(地拉夫定)，抗反转录病毒药；适应证：艾滋病。

RESTORIL(temazepam)：雷斯利尔(替马西泮)，苯二氮䓬类催眠药；

适应证:失眠症。

RETIN A(tretinoin):雷亭 A(维 A 酸),视黄醇类药;适应证:痤疮。

RETROVIR(zidovudine):雷特罗维(齐多夫定),抗反转录病毒药;适应证:艾滋病。

REVATIO(sildenafil):瑞肺得(西地那非),血管扩张剂;适应证:肺动脉高压。

REYATAZ(atazanavir):锐艾妥(阿扎那韦),抗反转录病毒;适应证:艾滋病。

RHINOCORT(budesonide):赖诺科特(布地奈德),鼻腔皮质类固醇药;适应证:过敏性鼻炎。

Ribavirin(REBETOL):病毒唑(利巴韦林),抗病毒药;适应证:丙肝。

RIFADIN(rifampin):利福定(利福平),抗生素;适应证:肺结核、脑膜炎奈瑟菌的预防。

RIFAMATE (rifampin/isoniazid):利福美特 (利福平/异烟肼复方制剂),抗生素;适应证:肺结核。

Rifampin(RIFADIN):利福平(利福定),抗生素;适应证:肺结核、脑膜炎奈瑟菌的预防。

Rifapentine(PRIFTIN):环戊去甲利福平(利福喷汀),抗生素;适应证:肺结核。

RIFATER(isoniazid/rifampin/pyrazinamide):卫肺特(异烟肼/利福平/吡嗪酰胺),抗生素;适应证:肺结核。

Rifaximin(XIFAXAN):利福昔明(XIFAXAN),抗生素;适应证:旅行者腹泻、肝性脑病。

Rimantadine(FLUMADINE):金刚乙胺(FLUMADINE),抗病毒药;适应证:流感病毒 A。

RIOMET(metformin):RIOMET(二甲双胍),口服降糖药;适应证:糖尿病。

Risedronate(ACTONEL):利塞磷酸钠(安妥良),骨稳定剂;适应证:

佩吉特病、骨质疏松症。

RISPERDAL(risperidone):利哌利酮(利培酮),抗精神病药;适应证:精神分裂症、孤独症、双相情感障碍。

Risperidone(RISPERDAL):利司环酮(利培酮),抗精神病药;适应证:精神分裂症、孤独症、双相情感障碍。

RITALIN(methylphenidate):利他林(哌甲酯),兴奋剂;适应证:注意力缺陷/儿童多动症、发作性嗜睡症。

Ritonavir(NORVIR):利托纳韦(诺维尔),抗反转录病毒药;适应证:艾滋病。

Rivastigmine(EXELON):卡巴拉汀(艾斯能),胆碱酯酶抑制剂;适应证:阿尔茨海默病和帕金森病。

ROBAXIN(methocarbamol):诺泊克辛(美索巴莫),骨骼肌肉松弛剂。

ROBINULFORTE(glycopyrrolate):胃肠宁(吡咯糖),抗反副交感神经药;适应证:消化性溃疡。

ROBITUSSIN(guaifenesin):慧菲宁(愈疮甘油醚),祛痰剂。

ROCALTROL(calcitrol):罗开罗尔(罗钙金),维生素 D 类似物;适应证:肾病引发的低钙血症、甲状旁腺功能减退、骨病。

Popinirole(REQUIP):罗匹尼罗(力必平),多巴胺前体药;适应证:帕金森病、不宁退综合征。

Rosiglitazone(AVANDIA):罗格列酮(文迪雅),口服降糖药;适应证:糖尿病。

ROWASA(mesalamine):氨水杨酸栓剂(氨水杨酸),抗炎药;适应证:结肠炎、直肠炎。

ROXANOL(morphine)罗克萨诺(吗啡):阿片类镇痛剂;适应证:中度至重度疼痛。

ROXICET (oxycodone/APAP):ROXICET (羟考酮/阿司匹林复方制剂),阿片类镇痛剂;适应证:中度至重度疼痛。

ROXICODONE(oxycodone):罗克考酮(羟考酮),阿片类镇痛剂;适应证:中度至重度疼痛。

ROZEREM(ramelteon):瑞美替昂(雷美替胺),褪黑素受体激动剂;适应证:失眠症。

RYNATAN(phenylephrine/chlorpheniramine/pyrilamine):PYNATAN(去氧肾上腺素/氯苯那敏/吡拉明复方制剂),抗组胺药、解重血药化合物;适应证:感冒。

RYNATUSS:RYNATUSS:止咳药、解充血药、抗组胺药;适应证:感冒。

RYTHOL,RYTHMOL SR(propafenone):普罗帕酮、普罗帕酮缓释片(丙胺苯丙酮),抗心律失常药;适应证:阵发性室上性心动过速、阵发性心房纤颤。

S

SALAGEN(pilocarpine):沙勒吉(毛果芸香碱),抗胆碱能药;适应证:口腔干燥症。

Salmeterol(SEREVENT):沙美特罗(施立稳),吸入性 β_2 受体支气管扩张剂;适应证:哮喘、慢性阻塞性肺病。

SAL-PLANT Gel(salicylic acid):SAL-植物凝胶(水杨酸),用于去除常见疣。

Salsalate:双水杨酯,非甾体类抗炎镇痛药;适应证:关节炎。

SANDIMMUNE(cyclosporine):新山的明(环孢菌素),免疫抑制剂;适应证:器官移植。

SANDOSTATIN(octreotide):新山特丁(奥曲肽),止泻剂、生长抑制剂;适应证:肢端肥大症、良性肿瘤和肠道肿物引发的腹泻。

Saquinavir(INVIRASE):沙喹纳韦(因维拉斯),抗反转录病毒药;适应证:艾滋病。

SARAFEM(fluoxetine):SARAFEM(氟西汀),抗抑郁药;适应证:经前焦虑症。

SAVELLA(milnacipran):SAVELLA(米那普仑),选择性 5 羟色胺抑

制剂、去甲肾上腺素抑制剂;适应证:纤维肌病。

Scopolamine:东莨菪碱,抗胆碱能药;适应证:晕动病、肠易激综合征、憩室炎。

SECONAL(secobarbital):塞克诺(司可巴比妥),巴比妥酸盐催眠药;适应证:失眠症。

SECTRAL(acebutolol):塞克洛尔(醋丁洛尔),β 受体阻滞剂;适应证:原发性高血压、心绞痛、心律失常。

Selegiline(ELDEPRYL):司来吉兰(艾得普利),单胺氧化酶抑制剂;适应证:帕金森病。

SEMPREX-D(acrivastine/pseudoephedrine):新敏乐–D(阿伐斯汀/伪麻黄碱),抗组胺药、解充血药;适应证:过敏性鼻炎。

Senna Extract(SENOKOT):番泻叶提取物(番泻叶),泻药;适应证:便秘。

SENNA-S,SENOKOT-S(senna/docusate):番泻叶–S,斯诺高特–S(番泻叶/多库酯钠复方制剂),泻药、大便软化剂;适应证:便秘。

SENOKOT,SENOKOT XTRA(senna):斯诺高特,SENOKOT XTRA(番泻叶),泻药;适应证:便秘。

SENSIPAR(cinacalcet):SENSIPAR(西那卡塞),减少甲状旁腺激素;适应证:甲状旁腺功能亢进。

SEPTRA,SEPTRA DS (trimethoprim/sulfamethoxazole): 复方新诺明、SEPTRA DS(甲氧苄啶/磺胺甲恶唑),磺胺抗菌化合物;适应证:细菌感染。

SDREVENT(salmeterol):施立稳(沙美特罗),吸入性 β_2 受体支气管扩张剂;适应证:哮喘、慢性阻塞性肺病。

SERORUEL(quetiapine):思瑞康(喹硫平),抗精神病药;适应证:精神分裂症、双相情感障碍。

SEROSTIM(somatropin):赛增(生长激素),激素类药;适应证:艾滋消瘦综合征。

Sertraline(ZOLOFT):舍曲林(左洛夏),抗抑郁药;适应证:抑郁症、恐慌症、强迫症、经前焦虑症。

SERZONE(nefazodone):瑟佐(奈法唑酮),抗抑郁药;适应证:抑郁症。

SILENOR(doxepin):神宁健(多赛平),三环抗抑郁药;适应证:抑郁症、失眠症。

SILVADENE(silver sulfadiazine):西瓦丁(磺胺嘧啶银),局部抗菌剂;适应证:烧伤创面。

SIMCOR(niacin/simvastatin):SIMCOR(烟酸/辛伐他汀复方制剂),降血脂剂;适应证:高胆固醇血症、高甘油三酯症。

Simethicone(MYLICON):西甲硅油(迈利康),适应证:消除胃肠道中过多的气体。

SIMPLY COUGH LIQUID(dextromethorphan):单纯止咳剂(右美沙芬),止咳剂;适应证:咳嗽。

Simvastatin(Zocor):辛伐他汀(舒降之),他汀类药;适应证:高脂血症、冠心病。

SINEMET CR(carbidopa/levodopa):息宁片(卡比多巴/左旋多巴),多巴胺前体药;适应证:帕金森病。

SINEQUAN(doxepin):西那科(多塞平),三环抗抑郁药;适应证:抑郁症、焦虑症。

SINGULAIR(montelukast):辛古莱尔(孟鲁司特),白三烯受体拮抗剂;适应证:哮喘、过敏性鼻炎。

Sirolimus(RAPAMUNE):西罗莫司(雷帕霉素),免疫抑制剂;适应证:肾移植。

SKELAXIN(metaxalone):斯克来辛(美他沙酮),骨骼肌肉松弛剂。

SLO-NIACIN(niacin CR):缓释烟酸(烟酸 CR),适应证:高胆固醇血症、高甘油三酯血症。

Sodium Polystyrene Sulfonate(KEYEXALATE):聚磺苯乙烯钠散(降钾树脂),钠/钾离子交换树脂;适应证:高钾血症。

SOMA(carisoprodol):卡立普多(异丙基甲丁双脲),肌肉松弛剂;适应证:肌肉痉挛。

SOMNOTE(chloral hydrate):SOMNOTE(水合氯醛),镇静催眠药;适应证:失眠症、疼痛。

SONATA(zaleplon):思威坦(扎来普隆),催眠药;适应证:失眠症。

SORIATANE(acitretin):新体卡松(阿维A酸),类维生素A;适应证:银屑癣。

Sotalol(BETAPACE):索他洛尔(心得怡),抗心律失常药;适应证:心律失常。

SPECTAZOLE(econazole):硝酸益康唑(益康唑),局部抗真菌药。

SPECTRACEF(cefditoren):SPECTRACEF(头孢托仑),头孢菌素抗生素;适应证:细菌感染。

SPIRIVA(tiotropium):思力华(噻托溴铵),吸入抗胆碱能支气管扩张剂;适应证:慢性阻塞性肺病。

Spironolactone(ALDACTONE):安体舒通(螺内酯),保钾利尿剂;适应证:醛固酮增多症、原发性高血压、充血性心力衰竭。

SPORANOX(itraconazole):斯皮仁诺(伊曲康唑),抗真菌药;适应证:真菌感染。

SSKI(potassium iodide):碘化钾饱和液(碘化钾),祛痰剂;适应证:哮喘、支气管炎。

STALEVO(levodopa/carbidopa/entacapone):达灵复(左旋多巴/卡比多巴/恩卡他朋复方制剂),多巴胺前体药;适应证:帕金森病。

STARLIX(nateglinide):唐力(那格列奈),口服降糖药;适应证:糖尿病。

Stavudine d4T(ZERIT):司坦夫定d4T(赛瑞特),抗反转录病毒药;适应证:艾滋病。

STAVZOR(valproic acid):STAVZOR(丙戊酸),抗癫痫药;适应证:癫痫、双相情感障碍、偏头痛。

STRATTERA(atomoxetine)：斯特拉特拉(阿托西汀)，心理治疗药；适应证：注意力不集中症。

Streptomycin：链霉素，氨基糖甙类抗生素；适应证：肺结核。

STRIANT(testosterone)：(睾丸素)，雄激素类药；适应证：成年男性性功能减退。

STROMECTOL(ivermectin)：伊维菌素(伊维菌素)，抗寄生虫药；适应证：寄生虫。

SUBOXONE(buprenorphine/naloxone)：赛宝松(丁丙诺啡/纳洛酮复方制剂)，阿片类镇痛药、阻滞剂；适应证：阿片成瘾。

SUBUTEX(buprenorphine)：丁丙诺啡(丁丙诺啡)，麻醉性镇痛药；适应证：阿片成瘾。

Sucralfate(CARAFATE)：硫糖铝(胃溃宁)，抗溃疡药；适应证：十二指肠溃疡。

SULAR(nisodipine)：苏拉(尼索地平)，钙通道阻滞剂；适应证：原发性高血压。

Sulfamethoxazole(SEPTRA)：磺胺甲恶唑(复方新诺明)，磺胺类抗生素；适应证：细菌感染。

Sulfasalazine(AZULFIDINE)：柳氮磺胺吡啶(维柳芳)，抗炎药；适应证：溃疡性结肠炎、类风湿性关节炎。

Sulfisoxazole：磺胺异恶唑，磺胺类抗生素；适应证：细菌感染。

Sulinadc(CLINORIL)：舒林酸(克林利尔)，非甾体类抗炎镇痛药；适应证：关节炎。

Sumatriptan(IMITREX)：舒马曲坦(艾米特)，选择性5羟色胺受体激动剂；适应证：偏头痛。

SUPRAX(cefixime)：世福素(头孢克肟)，头孢菌素抗生素；适应证：细菌感染。

SURVANTA(beractant)：舒凡他(贝拉克坦)，早产儿肺表面活性剂。

SUSTIVA(efavirenz)：萨斯迪瓦(依法韦仑)，抗反转录病毒药；适应证：艾滋病。

SYMBICORT(budesonide/formoterol)：信必可都保(布地奈德/福摩特罗复方制剂)，吸入皮质激素、β_2 受体兴奋剂；适应证：哮喘、慢性阻塞性肺病。

SYMBYAX(olanzapine/fluoxettine)：SYMBYAX(奥氮平/氟西汀复方制剂)，抗精神病药；适应证：双相情感障碍、抗抑郁药。

SYNAREL(naferelin)：辛那雷尔(那法瑞林)，鼻促性腺激素释放激素；适应证：子宫内膜异位症、性早熟。

SYNERCID(quinupristin/dalfopristin)：SYNERCID(奎奴普丁/达福普丁复方制剂)，链霉杀阳菌素；适应证：细菌感染。

SYNTHROID(levothyroxine)：辛斯罗德(左甲状腺素)，甲状腺激素；适应证：甲状腺功能减退。

T

TAGAMET(cimetidine)：泰胃美(西咪替丁)，抑制胃酸分泌药；适应证：胃溃疡。

TALACEN(pentazocine/APAP)：泰来森(喷他佐辛/阿司匹林复方制剂)，阿片受体激动剂、阻滞镇痛剂；适应证：疼痛。

TALWIN NX(pentazocin/naloxone)：泰稳(喷他佐辛/纳洛酮复方制剂)，阿片受体激动剂、阻滞镇痛剂；适应证：疼痛。

TAMBOCOR(flecainide)：坦布考(氟卡尼)，抗心律失常药；适应证：阵发性室上性心动过速、阵发性心动房颤。

TAMIFLU(oseltamivir)：特敏福(奥司他韦)，抗病毒药；适应证：流行性感冒。

Tamoxifen：他莫昔芬：抗雌激素类药；适应证：乳腺癌。

TAPAZOLE(methimazole)：天帕宁(甲巯咪唑)，抗甲状腺药；适应证：甲状腺功能亢进。

TAPKA(trandolapril/verapamil)：TAPKA(群多普利拉/维拉帕米复方制

剂),血管紧张素转化酶抑制剂、钙通道阻滞剂;适应证:原发性高血压。

TEGRETOL,TEGRETOL XR(carbamazepine):得理多、得理多缓释制剂(卡马西平),抗痉挛药;适应证:癫痫、三叉神经痛。

TKTURNA(Aliskeren):泰克特纳(阿利吉仑),直接肾素抑制剂;适应证:原发性高血压。

Telmisartan(MICARDIS):替米沙坦(美卡素),血管紧张素 Ⅱ 受体激动剂;适应证:原发性高血压。

Temazepam(RESTORIL):替马西泮(雷斯利尔),苯二氮䓬类催眠药;适应证:失眠症。

TENEX(guanfacine):泰尼克(盐酸胍法辛),中枢作用受体激动剂;适应证:原发性高血压。

TENORMIN(atenolol):天诺敏(阿替洛尔),β_1 受体阻滞剂;适应证:原发性高血压、心绞痛、冠心病。

TENORETIC(atenolol/chlorthalidone):复方氨酰心安(阿替洛尔/氯喹酮复方制剂),β 受体阻滞剂、利尿剂;适应证:原发性高血压。

Terazosin(HYTRIN):特拉唑嗪(高特灵),α_1 受体阻滞剂;适应证:原发性高血压、良性前列腺增生。

Terbinafine(LAMISIL):特比萘芬(拉米西尔),抗真菌药;适应证:灰指甲、癣菌病。

Terbutaline(BRETHINE):特布他林(普雷西汀),β_2 受体兴奋剂支气管扩张剂;适应证:哮喘、慢性阻塞性肺病。

Terconazole(TERAZOL):特康唑(特拉唑),抗真菌药;适应证:阴道念珠菌病。

TESSALON(benzonatate):退嗽露(苯佐那酯),止咳药;适应证:咳嗽。

Testosterone(ANDRODERM, DEPO-TESTOSTERONE):睾丸素(睾酮贴剂、环丙戊酸睾丸素),抗雄性激素类药;适应证:性腺功能减退。

TESTRED(methylestosterone):TESTRED(甲基睾酮),抗雄性激素类药;适应证:性腺功能减退。

Tetracycline:四环素,抗生素;适应证:细菌感染。

TEVETEN(eprosartan):泰络所(依普沙坦),血管紧张素Ⅱ受体激动剂;适应证:原发性高血压。

Thalidomide(THALOMID):沙利度胺(反应停),免疫抑制剂;适应证:艾滋病、麻风病、多发性骨髓瘤。

THALOMID(thalidomide):反应停(沙利度胺),免疫抑制剂;适应证:艾滋病、麻风病、多发性骨髓瘤。

THEO-24(theophylline):THEO-24(茶碱),支气管扩张剂;适应证:哮喘、慢性阻塞性肺病。

Theophylline(THEO-24,UNIPHYL):茶碱(THEO-24、UNIPHYL),支气管扩张剂;适应证:哮喘、慢性阻塞性肺病。

THERA-GESIC(salicylate):THERA-GESIC(水杨酸盐),局部非甾体类抗炎镇痛药;适应证:关节炎。

Thiamin:硫胺素,维生素 B_1;适应证:硫胺素缺乏症。

Thioridazine:硫利达嗪,抗精神病药;适应证:精神分裂症。

Thiothixene(NAVANE):替沃噻吨(纳维),抗精神病药;适应证:精神分裂症。

THORAZINE(chlorpromazine):冬眠灵(氯丙嗪),抗精神病药;适应证:精神分裂症。

Thyroid(ARMOUR THYROID):甲状腺剂(甲状腺素片),抗甲状腺素类药;适应证:甲状腺功能减退。

Tiagabine(GABITRIL):噻加宾(盖比利尔),抗痉挛药;适应证:癫痫部分发作。

TIAZAC(diltiazem):地尔扎克(地尔硫䓬),钙通道阻滞剂;适应证:原发性高血压,心绞痛。

Ticarcillin/clavulanate(TIMENTIN):羟基噻吩青霉素/克拉维酸复方制剂(泰门丁),青霉素类抗生素;适应证:细菌感染。

Ticlodipine(TICLID):噻氯匹定(抵克立得),血小板抑制剂;适应证:

脑卒中的预防。

TIGAN(trimethobenzamide)：特根(三甲氧苯酰胺)，止吐剂；适应证：手术后的恶心呕吐。

TIKOSYN(dofetilide)：TIKOSYN(多非利特)，抗心律失常药；适应证：房颤。

TIMENTIN(ticarcillin/clavulanate)：泰门丁(羟基噻吩青霉素/克拉维酸复方制剂)，青霉素类抗生素；适应证：细菌感染。

Timolol(BLOCADREN)：噻吗洛尔(布罗克德)，β受体阻滞剂；适应证：原发性高血压、心肌梗死、偏头痛。

TIMOPTIC OPTH(timolol)：青眼露(噻吗洛尔)，β受体阻滞剂；适应证：青光眼。

TINACTIN(tolnaftate)：廷艾克丁(托萘酯)，局部抗真菌药；适应证：足癣、股癣。

Tizanidine(ZANAFLEX)：替扎尼定(凯莱通)，骨骼肌肉松弛剂。

TOBI Solution Inhalation(tobramycin：)：托比溶液吸入剂(妥布霉素)，氨基糖苷类抗生素；适应证：囊胞性纤维症。

Tobramycin(Tobrex OPTH)：妥布霉素(托百士 滴眼液)，氨基糖苷类抗生素；适应证：细菌感染。

TOFRANIL,TOFRANIL PM(imipramine)：妥富脑、妥富脑PM(丙咪嗪)，三环类抗抑郁药；适应证：抑郁症、焦虑症。

Tolazamide：甲磺氮脲，口服降糖药；适应证：糖尿病。

Tolbutamide：甲苯磺丁脲，口服降糖药；适应证：糖尿病。

Tolmetin：甲苯酰吡啶乙酸，非甾体类抗炎镇痛药；适应证：关节炎。

Tolnaftate(TINACTIN)：托萘酯(廷艾克丁)，局部抗真菌药；适应证：足癣、股癣。

Tolterodine(DETROL)：妥拉唑林(托特罗定)，膀胱解痉药；适应证：膀胱过度活动症。

TOPAMAX(topiramate)：托珀马斯(托吡酯)，抗痉挛药；适应证：癫痛、偏头痛。

TOPROL-XL(metoprolol)：琥珀酸美托洛尔控释片(美托洛尔)，心选择性 β 阻滞剂；适应证：原发性高血压、心绞痛、充血性心力衰竭。

TORADOL(ketorolac)：特拉多尔(酮咯酸)，非甾体类抗炎镇痛药；适应证：急性疼痛。

Torse mide(DEMADEX)：拖拉塞米(迪马代克)，襻利尿剂；适应证：原发性高血压，充血性心力衰竭引发的水肿、肾脏疾病、肝脏疾病。

TOVLAZ(fesoterodine)：富马酸非索罗定缓释片(弗斯特罗定)，抗反副交感神经药；适应证：膀胱过度活动症。

TRACLEER(bosentan)：全可利(波生坦)，内皮质受体拮抗剂；适应证：肺动脉高压。

Tramadol(ULTRAM)：曲马朵(尤尔察姆)，阿片类镇痛药；适应证：中度至重度疼痛。

TRANDATE(labetalol)：特雷待特(拉贝洛尔)，β 受体阻滞剂；适应证：原发性高血压。

Trandolapril(MAVIK)：群多普利拉(MAVIK)，血管紧张素转化酶抑制剂；适应证：原发性高血压、充血性心力衰竭、心肌梗死后的充血性心力衰竭。

TRANSDERM-SCOP(scopolamine)：东莨菪碱贴剂(东莨菪碱)，抗胆碱能止吐剂；适应证：晕动病的预防。

TRANXENE(clorazepate)：安兰辛(氯氮)，苯二氮䓬类催眠药；适应证：焦虑症、癫痫。

Trazodone：曲唑酮；抗抑郁药；适应证：抑郁症、失眠症。

TRECATOR(ethionamide)：乙基吡啶碳硫酰胺(乙硫异烟胺)，抗生素；适应证：肺结核。

TRENTAL(pentoxifylline)：巡能泰(己酮可可碱)，抗生素；降低血液黏稠度；适应证：间歇性跛行。

Triamcinolone(KENALOG AZMACORT)：曲安西龙(曲安奈德)，甾

体类抗炎药;适应证:皮肤病、哮喘。

Triamterenes/HCTZ(DYAZIDE,MAXZIDE):氨苯蝶啶/氢氯噻嗪复方制剂(DYAZIDE,MAXZIDE),利尿剂;适应证:原发性高血压、水潴留。

Triazolam(HALCION):三唑仑(海西恩),苯二氮䓬类催眠药;适应证:失眠症。

TRICOR(fenofibrate):卓佳(非诺贝特),调血脂药;适应证:高脂血症。

Trifluoperazine:三氟吡啦嗪,抗精神病药;适应证:精神分裂症。

TRIGLIDE(fenofibrate):TRIGLIDE(非诺贝特),调血脂药;适应证:高脂血症。

Trihexyphenidyl:苯海索,抗反副交感神经药;适应证:帕金森病。

TRILEPTAL(oxarbazepine):曲莱(奥卡西平),抗痉挛药;适应证:癫痫部分发作。

Trime thoprim:甲氧苄啶,抗生素;适应证:尿路感染。

Trime thoprim/Sulfame thoxazole(BACTRIM,SEPTRA):甲氧苄啶/磺胺甲恶唑(巴克奇姆、复方新诺明),磺胺类抗生素的化合物;适应证:细菌感染。

TYKERM(lapatinib):泰嘉啶(拉帕替尼),抗肿瘤药;适应证:乳腺癌。

TRIZIVIR(abacavir/lamivudine/zidovudine):三协唯(阿巴卡韦/拉米夫定/齐多夫定复方制剂),抗反转录病毒药;适应证:艾滋病毒感染、乙肝。

TRUSOPT OPTH(dorzolamide):舒净露 滴眼液(多佐胺),降低眼内压;适应证:青光眼。

TRUVADA(emtricitabine/tenofovir):特鲁瓦达(恩曲他滨/替诺福韦复方制剂),抗反转录病毒药;适应证:艾滋病。

TUSSIGON(hydrocodone/homatropine):TUSSIGON(氢可酮/后马托,吗啡性镇咳剂、抗组胺药;65 适应证:咳嗽。

TUSSIONEX(hydrocodone/chlorpheniramine):氢可酮镇咳药(氢可酮/氯苯那敏复方制剂),适应证:咳嗽、过敏、感冒。

TYLENOL SINUS CONGESTION(phenylephrine/guaifenesin/APAP):泰诺鼻腔充血(去氧肾上腺素/愈疮甘油醚/阿司匹林),解充血剂/祛痰剂/止痛剂;适应证:鼻窦炎、鼻炎、感冒。

TYLENOL with Codeine(APAP,codeine):泰诺/可待因复方制剂(阿司匹林、可待因),阿片类与阿司匹林镇痛剂;适应证:轻度至中度疼痛。

TYZEKA(telbivudine):替泽卡(替比夫定),抗病毒药;适应证:丙肝。

U

ULORIC(febuxostat):优络瑞克(非布索坦),黄嘌呤氧化酶抑制剂;适应证:痛风。

ULTRACET(tramadol/APAP):通安(曲马朵/阿司匹林复方制剂),阿片类止痛剂化合物;适应证:急性疼痛。

ULTRAM(tramadol):尤尔察姆(曲马朵),阿片类镇痛剂;适应证:中度至重度疼痛。

ULTRASE,ULTRASE MT(pancrelipase):ULTRASE,ULTRASE MT(胰脂肪酶),胰酶替代药;适应证:慢性胰腺炎、囊胞性纤维症。

UNIPHYL(theophylline):茶碱控释片(茶碱),支气管扩张剂;适应证:哮喘、慢性阻塞性肺病。

UNIRETIC(moexepril/HCTZ):UNIRETIC(moexepril/氢氯噻嗪),血管紧张素转化酶抑制剂、利尿剂;适应证:原发性高血压。

UNISOM(doxylamine):多西拉敏(抗敏安),抗组胺药镇静剂;适应证:失眠症。

UNIVASC(moexipril):尤瓦斯克(莫西普利),血管紧张素转化酶抑制剂;适应证:原发性高血压。

URECHOLINE(bethanechol):氯贝胆碱(氨甲酰甲胆碱),抗胆碱类药;适应证:尿潴留。

UROXATRAL(alfuzosin):UROXATRAL(阿夫唑嗪),平滑肌松弛剂;

适应证:良性前列腺增生。

UROCIT-K(potassium citrate):UROCIT-K(枸橼酸钾),抗尿碱化药;适应证:肾结石。

Ursodiol(ACTIGALL):熊去氧胆酸(阿克替高),胆汁酸;适应证:胆结石。

V

Valacyclovir(VALTREX):伐昔洛韦(瓦切其斯),抗病毒药;适应证:疱疹、带状疱疹。

VALCYTE(valganciclovir):万赛维(缬更昔洛韦),抗病毒药;适应证:巨细胞病毒。

VALIUM(diazepam):安定(地西泮),苯二氮䓬类催眠药;适应证:焦虑症、肌肉痉挛、癫痫、乙醇戒断。

Valproic acid(DEPAKENE):丙戊酸钠(敌百痉),抗痉挛药;适应证:癫痫、偏头痛、躁狂症。

Valsartan(DIOVAN):缬沙坦(代文),血管紧张素Ⅱ转化酶抑制剂;适应证:原发性高血压、充血性心力衰竭、心肌梗死后。

VALTREX(valacyclovir):瓦切其斯(伐昔洛韦),抗病毒药;适应证:疱疹、带状疱疹。

VANCOCIN(vancomycin):稳可信(万古霉素),抗生素;适应证:细菌感染。

Vancomycin(VANCOCIN):万古霉素(稳可信),抗生素;适应证:细菌感染。

VASERETIC(enalapril/HCTZ):利呋噻米(依那普利/氢氯噻嗪复方制剂),血管紧张素转化酶抑制剂、利尿剂;适应证:原发性高血压。

VASOTEC(enalapril):泛利尿(依那普利),血管紧张素转化酶抑制剂;适应证:原发性高血压、充血性心力衰竭。

Venlafaxine(EFFEXOR):文拉法辛(郁复伸),抗抑郁药;适应证:抑郁症、焦虑症、恐慌症。

VENTOLIN(albuterol)：凡妥林(沙丁胺醇)，β_2受体兴奋剂支气管扩张剂；适应证：哮喘、慢性阻塞性肺病。

Verapamil(CALAN)：维拉帕米(卡兰)，钙通道阻滞剂；适应证：心绞痛、阵发性室上性心动过速、原发性高血压。

VERELAN,VERELAN PM(verapamil)：维拉帕米缓释胶囊、VERE-LAN PM(维拉帕米)，钙阻滞剂；适应证：心绞痛、原发性高血压、阵发性室上性心动过速。

VESICARE(solifenacin)：卫喜康(索利那新)，抗反副交感神经药；适应证：膀胱过度活动症。

VIAGRA(sildenafil)：伟哥(西地那非)，血管扩张剂；适应证：勃起功能障碍。

VIBRAMYCIN(doxycycline)：强力霉素(多西环素)，四环素抗生素；适应证：细菌感染。

VICODIN,VICODIN ES(hydrocodone/APAP)：维柯丁、VICODIN ES(氢可酮/乙酰氨基酚)，麻醉性镇痛药化合物；适应证：中度至重度疼痛。

VIDEX(didanosine)：惠妥兹(地达诺新)，抗反转录病毒药；适应证：艾滋病。

VIMPAT(lacosamide)：VIMPAT(拉科酰胺)，抗痉挛药；适应证：癫痫部分发作。

VIOKASE(pancrelipase)：慰克斯(胰脂肪酶)，胰酶替代药；适应证：慢性胰腺炎、囊胞性纤维症。

VIRACEPT(nelfinavir)：维拉赛特(奈非那韦)，抗反转录病毒药；适应证：艾滋病。

VIRAMUNE(nevirapine)：维乐命(奈韦拉平)，抗反转录病毒药；适应证：艾滋病。

VIREAD(tenofovir)：韦瑞德(替诺福韦)，抗反转录病毒药；适应证：

艾滋病、丙肝。

VISTARIL(hydroxyzine)：维斯特瑞(羟嗪)，抗组胺药；适应证：瘙痒症、镇静、焦虑症。

VIVELLE(estradiol)：雌二醇透皮贴剂(雌二醇)，经皮吸收雌激素类药；适应证：更年期症状。

VOLTAREN(diclofenac)：扶他林(双氯酚酸)，非甾体类消炎镇痛药；适应证：关节炎、疼痛。

VYTORIN(ezetimibe/simvastatin)：维妥立(依泽米贝/辛伐他汀)，降血脂药；适应证：高胆固醇血症。

W

Wafarin(COUMADIN)：华法林(香豆素)，抗凝剂；适应证：心房纤颤、血栓症。

WELCHOL(colesevelam)：WELCHOL(考来韦仑)，胆汁酸螯合剂；适应证：高脂血症。

WELLBUTRIN(bupropion)：威博隽(安非他酮)，抗抑郁药；适应证：抑郁症。

X

XALATAN OPTH(latanoprost)：适利达滴眼液(拉坦前列素)，降低眼内压药；适应证：青光眼。

XANAX,XANAX XR(alprazolam)：赞安诺(阿普唑仑)，苯二氮䓬类药；适应证：焦虑症、恐慌症。

XELODA(capecitabine)：希罗达(卡培他滨)，抗肿瘤药；适应证：乳腺癌、结肠直肠癌。

XENICAL(orlistat)：赛尼克(奥利司他)，脂肪酶抑制剂；适应证：肥胖症。

XIFAXAN(rifaximin)：XIFAXAN(利福昔明)，抗生素；适应证：旅行者

腹泻、肝性脑病。

XOPENEX(levalbuterol)：XOPENEX(左旋沙丁胺醇)，吸入性 β₂ 受体支气管扩张药；适应证：哮喘、慢性阻塞性肺疾病。

Y

YASMIN 28(drospirenone/estradiol)：优思明(曲螺酮/雌二醇复方制剂)，口服避孕药。

YAZ(drospirenoine/estradiol)：悦姿(曲螺酮/雌二醇复方制剂)，口服避孕药。

YODOXIN(iodoquinol)：育多辛(双碘喹啉)，抗阿米巴药；适应证：阿米巴痢疾。

Z

Zaleplon(SONATA)：扎来普隆(思威坦)，催眠药；适应证：失眠症。

ZANAFLEX(tizanidine)：凯莱通(替扎尼定)，骨骼肌肉松弛剂。

ZARONTIN(ethosuximide)：安脑定(乙酰胺)，抗惊厥药；适应证：意识丧失型癫痫。

ZAROXOLYN(metolazone)：ZAROXOLYN(美托拉宗)噻嗪类利尿剂；适应证：原发性高血压、液体潴留。

ZEBETA(bisoprolol)：ZEBETA(比索洛尔)，β 受体阻滞剂；适应证：原发性高血压。

ZEGERID(omeprazole/sodium bicarbonate)：奥美拉唑口服干混悬剂(奥美拉唑/碳酸氢钠)，质子泵抑制剂化合物；适应证：应激性溃疡、消化性溃疡、胃食管反流症。

ZEMPLAR(paricalcitol)：肾骨乐(帕立维生素 D)，维生素 D 类似物；适应证：慢性肾病中的甲状旁腺功能亢进。

ZERIT(stavudine d4T)：赛瑞特(司坦夫定)，抗反转录病毒药；适应证：艾滋病。

ZESTORETIC(lisinopril/HCTZ):泽思提(莱诺普利/氢氯噻嗪复方制剂),血管紧张素转化酶抑制剂、利尿剂;适应证:原发性高血压。

ZESTRIL(lisinopril):捷赐瑞(赖诺普利),血管紧张素转化酶抑制剂;适应证:原发性高血压,充血性心力衰竭。

ZETIA(ezetimibe):艾泽庭(依泽替米贝),降血脂药;适应证:高胆固醇血症。

ZIAC(bisoprolol/HCTZ):ZIAC(比索洛尔/氢氯噻嗪),β受体阻滞剂、利尿剂;适应证:原发性高血压。

ZIAGEN(abacavir):济而刚(阿巴卡韦),抗反转录病毒药;适应证:艾滋病。

Zidovudine(AZT-RETROVIR):齐多夫定(齐多夫定-雷特罗维),抗反转录病毒药;适应证:艾滋病。

ZINACEF(cefuroxime):西力欣(头孢呋辛),头孢菌素类抗生素;适应证:细菌感染。

ZITHROMAX(azithromycin):希舒美(阿奇霉素),大环内酯类抗生素;适应证:细菌感染。

ZOCOR(simvastatin):舒降之(辛伐他汀),他汀类药;适应证:高脂血症、冠心病。

ZOFRAN(ondansetron):枢复宁(昂丹司琼),5-HT3受体激动剂;适应证:化疗、放疗或手术引起的恶心/呕吐。

ZOLADEX(goserelin):诺普德(戈舍瑞林),促性腺激素释放素激动剂;适应证:子宫内膜异位症、前列腺癌、乳腺癌。

ZOLOFT(sertraline):左洛夏(舍曲林),抗抑郁药;适应证:抑郁症、强迫症、社交恐惧症。

Zolpidem(AMBIEN):唑吡坦(安必恩),催眠药;适应证:失眠症。

ZOMIG(zolmitriptan):佐米格(佐米曲普坦),5羟色胺受体激动剂;适应证:偏头痛。

ZONEGRAN(zonisamide):露朗(唑尼沙胺),抗痉挛药;适应证:癫痫部分性发作。

Zonisamide(ZONEGRAN):唑尼沙胺(露朗),抗痉挛药;适应证:癫痫部分性发作。

ZOVIRAX(acyclovir):舒维疗(阿昔洛韦),抗病毒药;适应证:疱疹、带状疱疹、水痘。

ZYBAN(buproprion):雷班(安非他酮),抗抑郁药;适应证:戒烟。

ZYFLO(zileuton):ZYFLO(齐留通),支气管痉挛抑制剂;适应证:哮喘。

ZYLOPRIM(allopurinol):再乐普(别嘌呤醇),黄嘌呤氧化酶抑制剂;适应证:痛风。

ZYPREXA,ZYPREXA ZYDIS(olanzapine),再普乐,ZYPREXA ZY-DIS(奥氮平):抗精神病药;适应证:精神分裂症、双向情感障碍。

ZYRTEC(cetirizine):仙特明(西替利嗪),抗组胺药;适应证:过敏、荨麻疹、哮喘。

ZYRTEC D(cetirizine/pspeudoephedrine):仙特明 D(西替利嗪/伪麻黄碱复方制剂),抗组胺药;适应证:过敏、荨麻疹、哮喘。

ZYVOX(linezolid):斯沃(利奈唑胺):恶唑烷酮类抗生素;适应证:细菌感染。

缩写词注释

1°	主要的,1度	ACLS	高级心血管生命支持
2°	次要的,2度	ACT	活动凝血时间
3°	第三位的,3度	ACTH	促肾上腺皮质激素
α	阿尔法	A.D.	右耳
@	艾特	ADLs	日常生活活动
α	在……之前	AED	自动体外除颤器/抗癫痫药
abd	腹部	AF	房颤
ABE	急性细菌性心内膜炎	AIDS	获得性免疫缺乏综合征
ABG	动脉血气	AKA	膝上截肢,亦称为……
Abn	不正常的	ALS	高级生命支持
ac	餐前	ALT	谷丙转氨酶
AC	交流电	AMA	违背医生建议
ACE	血管紧张素转化酶抑制剂	AMI	急性心肌梗死
AMS	警觉的精神状态	Ax	腋窝
ANS	自主神经系统	B	贝塔
ant.	前面的;较早的	BBB	束支性传导阻滞
AODM	成年发作型糖尿病	b.i.d	一天两次
A–P,AP	前–后的	Bilat	双侧的;双边的
APAP	对乙酰氨基酚	Bls	血糖
APE	急性肺水肿	BLS	基础生命支持
aPTT	活化部分凝血酶时间	BM	排便
ARB	血管紧张素受体阻滞剂	BMI	体质指数
ARC	艾滋病相关综合征	Bp	血压
ARDS	急性呼吸窘迫综合征	Bpm	每分钟心跳次数

(待续)

缩写词注释(续)

ASA	乙酰水杨酸(阿司匹林)	BS	肠鸣音
ASAP	越快越好	BSA	体表面积
ASHD	动脉硬化性心脏病	BUN	血尿氮
AST	谷草丙氨酸	BVM	袋装阀门口罩
AV	动静脉的、房室的	$\overline{C}$	和,跟,关于
Avr,aVL,	加压单极肢体导联(右	C	摄氏度
aVF	肩、左肩、左脚)		
Ca++	钙离子	COHB	碳血红蛋白
CA	癌症	COPD	慢性阻塞性肺疾病
CAB	循环、气管、呼吸	CPK	肌酸磷酸激酶
CABG	冠状动脉搭桥术	CPR	心肺复苏
CaCI	氯化钙	CN	针头复位、脑神经
CAD	冠状动脉疾病	CNS	中枢神经
CAO	清醒、警觉、定向的	CO	心排血量
CAT	计算机断层扫描	c/o	主诉
CAVR	动静脉持续血液复温法	CO_2	二氧化碳
CBC	全血细胞计数	CrcI	肌酸酐清除率
CBG	毛细血管血糖	CSF	脑脊液
CC	主诉	CT	胸腔引流管、计算机断层成像
CCU	冠心病监护病房	CV	心血管的
CHF	充血性心力衰竭	CVA	脑血管意外(脑卒中)
CI	心脏指数	CVP	中心静脉压
CK	肌酸激酶	Cx	胸部
CK-MB	肌酸激酶同工酶	D_5LR	5%葡萄糖林格液
D_5W	5%葡萄糖	ECG	心电图
$D_{25}W$	25%葡萄糖	ED	急诊
$D_{50}W$	50%葡萄糖	EEG	脑电波

(待续)

缩写词注释(续)

D₅NS	5%葡萄糖氯化钠	EENT	眼、耳、口、鼻
DBP	舒张压	EPS	锥体外系症状(肌张力障碍, 静坐不能);电生理研究
DC,dc	直流电中断	ET	气管内的
DIC	弥散性血管内凝血	EtCO₂	潮气末二氧化碳
dL	分升;1/10公升	ETOH	酒精(乙醇)
DKA	糖尿病酮症酸中毒	F	华氏,女性
DM	糖尿病	Fem	女性
DMARD	缓解疾病的抗风湿药物	FH	家族史
DNR	拒绝心肺复苏	FHR	胎心率
DOA	到院死亡	FHT	胎心音
DOE	运动性呼吸困难	Fio₂	氧气吸入指数
dT	百喉破伤风	FFP	新鲜冰冻血浆
DTR	深部腱反射	FUO	小儿长期发热
Dx	诊断	Fv	发热
EBL	估计失血量	Fx	骨折
g,gm	克	HIV	人类免疫缺陷病毒
GCS	格拉斯哥昏迷评分法	HLA	人类白细胞抗原
GI	胃肠道	H&P	病史与体格检查
Gr	颗粒	HR	心率
GSW	枪弹伤	Hs	睡眠时间
Gtt	减少、下降	HTN	原发性高血压
GU	泌尿生殖器	Hx	病史
GYN	妇科医学	IABP	主动脉内球囊反搏
H+	氢离子	ICP	颅内压
H/A	头痛	ICS,IS	肋间隙
Hb,Hgb	血红蛋白	ICU	重症监护病房
HBP	高血压证	IDDM	胰岛素依赖型糖尿病

(待续)

缩写词注释（续）

HCO₃⁻	碳酸氢盐离子	I/E	吸呼比
HCL	氢氧化物	IJR	交接处自主心律
Hct	血球容积计	IL	舌内
HCTZ	氢氯噻嗪	IM	肌肉
HDL	高密度脂蛋白胆固醇	INR	国际标准化比率
HEENT	头、眼、耳、鼻和喉	I&Q	出入量
Hg	汞、水银	IO	骨髓腔内注射
Hib	b型流感嗜血杆菌疫苗	IPPB	间歇性正压呼吸
I/U*	国际单位（未予批准的缩写）	LGL	劳−甘−莱综合征
IUD	宫内节育器	LLQ	左下象限
IV	静脉注射	LMA	喉罩
IVP	静脉推注	LMP	末次月经
IVR	室性自主心律	LOC	意识水平
JVD	颈静脉怒张	LP	腰椎穿刺
K+	钾离子	LR	乳酸林格液
KCL	氯化钾	LS	肺音
Kg	kg（1000毫克；2.2磅）	LUQ	上下象限
KVO	保持静脉开放（30~60滴/分）	LVEDP	左心室舒张末期压
L,L	左侧	LVH	左心室肥厚
L	升	m	米
LAD	电轴左偏	M	男性；杂音
LBBB	左束支传导阻滞	MAO	单胺氧化酶
LCA	左冠状动脉	MAP	平均动脉压
LDH	乳酸脱氢酶	Mcg	μg（1/1 000 000克）
LDL	低密度脂蛋白	MCH	平均红细胞血红蛋白量
MCHC	红细胞平均血红蛋白浓度	N/A	不适用
MCL	模拟胸导联，左侧	NB	新生儿（婴儿）
MCV	平均红细胞体积	N&V1,	恶心、呕吐

（待续）

缩写词注释(续)

		N/V	
mEq	毫克当量	NaCl	氯化钠
Mg⁺⁺	镁离子	NAD	无急性病/无明显痛苦
Mg	毫克(1/1000 克)	NaHCO₃	碳酸氢钠
MgSO₄	硫酸镁	Neuro	神经学的
MI	心肌梗死	NG	鼻胃的
mL	mL(1/1000 升,1mL)	NIDDM	非胰岛素依赖型糖尿病
mmHg	毫米汞柱	NKA	不明变态反应
MOI	损伤机制	NPO	禁食
MRI	磁共振成像	NR	正常呼吸
MRSA	耐甲氧西林金黄色葡萄球菌	NRB	非再呼吸面罩
ms*	毫秒	NS	氯化钠(0.9%)
~~MS~~*	多发性硬化,肌肉骨骼系统	NSAID	非甾体消炎药
~~MSO₄~~	硫酸吗啡	NSR	正常窦性心律
~~MVA~~	机动车事故	NTG	硝酸甘油
Na⁺	钠离子	O₂	氧气
OB	产科学	PAOP	肺动脉阻塞压
OB/GYN	产科/妇科	PAP	肺动脉压
OD	用药过量,右眼	PAS	肺动脉收缩压
OLMC	在线医疗控制	PAT	阵发性房性心动过速
Ophth	眼科	PAWP	肺动脉楔压
OS	左眼	PCA	患者自控阵痛
OTC	非处方药	PCI	经皮冠状动脉介入治疗
OU	双眼	Pco₂	潮气末二氧化碳分压
Oz	盎司	PCWP	肺毛细血管楔压
P̄	在……之后	PE	肺栓子
PAC	房性期前收缩	PEA	无脉性电活动

(待续)

缩写词注释(续)

Paco$_2$	动脉二氧化碳分压	PEARL	双侧瞳孔等大对光反射灵敏
PAD	肺动脉舒张压	Ped	儿科
PALS	儿科高级生命支持	PEED	呼吸末正压
PAM	肺动脉平均压	PTT	部分凝血酶时间
Pao$_2$	肺动脉血氧分压	PETco$_2$	呼气末二氧化碳压
pH	氢离子浓度	PVR	肺血管阻力
PID	盆腔炎	q̄	每一,每个
PIH	妊娠性高血压	q.i.d.	每日4次
PLA	勃脉力a	R,R	右
PMH	既往病史	RAD	电轴右偏
PND	阵发性夜间呼吸困难	RAP	右心房压力
PO,p.o.	经口	RBBB	右束支传导阻滞
PP	产后	RBC	红细胞计数
PPD	纯化蛋白衍生物(肺结核)	RCA	右冠状动脉
PPV	正压通气	RL	乳酸林格液
PR	经直肠(直肠给药)	RLQ	右下象限
Preop	术前	R/O	排除
Prn	必要时	ROM	活动范围
PSVT	阵发性室上性心动过速	ROSC	自主循环恢复
Pt./Pts.	患者	RR	呼吸频率
PT	凝血酶时间	rtPA	重组织型纤维蛋白原激活剂
PTT	部分凝血酶时间	RUL	右上叶(肺)
PVC	室性早搏	RUQ	右上象限
RVH	右心室肥大	Std	标准
Rx	处方药	STD	性传播疾病
SA	窦房结	STEMI	ST段抬高心肌梗死

(待续)

缩写词注释(续)

SaO_2	动脉血氧饱和度	Susp	悬浮
SC,SQ	皮下	SV	每搏输出量
SBP	收缩压	SVR	全身血管阻力
$ScvO_2$	中心静脉血氧饱和度	SVo_2	混合静脉血氧饱和
SGOT	血清谷氨酸草酸乙酸转氨酶	SVT	室上性心动过速
SGPT	血清谷丙转氨酶	SW	刺伤
SL	舌下	Sx	症状
SLE	系统性红斑狼疮	Syst	收缩的
SLUDGE	流涎、流泪、排尿、排便、胃肠道疾病、呕吐	Sz	癫痫
SOB	呼吸急促	T	体温
Spo_2	血氧饱和度	TB	肺结核
s/s	症状/体征	TCA	三环类抗抑郁药
Stat	立即	TIA	短暂性脑缺血发作
Tid	1天3次	VT	室性心动过速
TIG	破伤风免疫球蛋白	WBC	白细胞计数
TKO	保持开放(30~60滴/分钟)	WNL	正常范围内
TM	鼓膜	WPW	预激综合征
TPN	全胃肠外营养	Wt	体重
TPR	体温、脉搏、呼吸	X	乘以
U*	单位	Y/o,yo	岁(年龄)
UA	尿液分析	↓	下降/增强
URI	上呼吸道感染	↑	上升/减弱
UTI	尿路感染	μ	微(1/1 000 000)
UV	脐静脉,紫外线	Δ	改变(三角)
VBG	静脉血气	φ	无,没有
VF	室颤	<	小于
Vo_2	耗氧量	>	大于
V-qSCAN	通气-灌注扫描	≥	大于等于
VS	生命体征	≤	小于等于